Ayahuasca und Tabak

Meisterpflanzen vom Amazonas

Jeremy Narby
Rafael Chanchari Pizuri

Ayahuasca und Tabak

Meisterpflanzen vom Amazonas

NACHTSCHATTEN VERLAG

Jeremy Narby, Rafael Chanchari Pizuri

Ayahuasca und Tabak: Meisterpflanzen vom Amazonas

Nachtschatten Verlag AG
Kronengasse 11
CH-4502 Solothurn
Tel: 0041 32 621 89 49
Fax: 0041 32 621 89 47
info@nachtschatten.ch
www.nachtschatten.ch

Der Nachtschatten Verlag wird vom Bundesamt für Kultur mit einem Strukturbeitrag für die Jahre 2021–2025 unterstützt.

Titel der Originalausgabe: *Deux Plantes enseignantes – Le Tabac & l'Ayahuasca*; erschienen 2021 im Verlag Mama Éditions, Paris

Übersetzung: Chris Heidrich, Solothurn
Fachlektorat: Markus Berger, Felsberg
Lektorat: Inez Ulrich, Ortenburg
Korrektorat: Jutta Berger, Felsberg; Caro Lynn von Ow, Dublin
Umschlaggestaltung: Nina Seiler, Zürich
Layout: Nina Seiler, Zürich, Mitarbeit: Silvia Aeschbach, Bern

Druck: Steinmeier Druck und Verlag, Deiningen

ISBN: 978-3-03788-473-7

Klimaneutral
Druckprodukt
ClimatePartner.com/11244-2109-1003

Inhalt

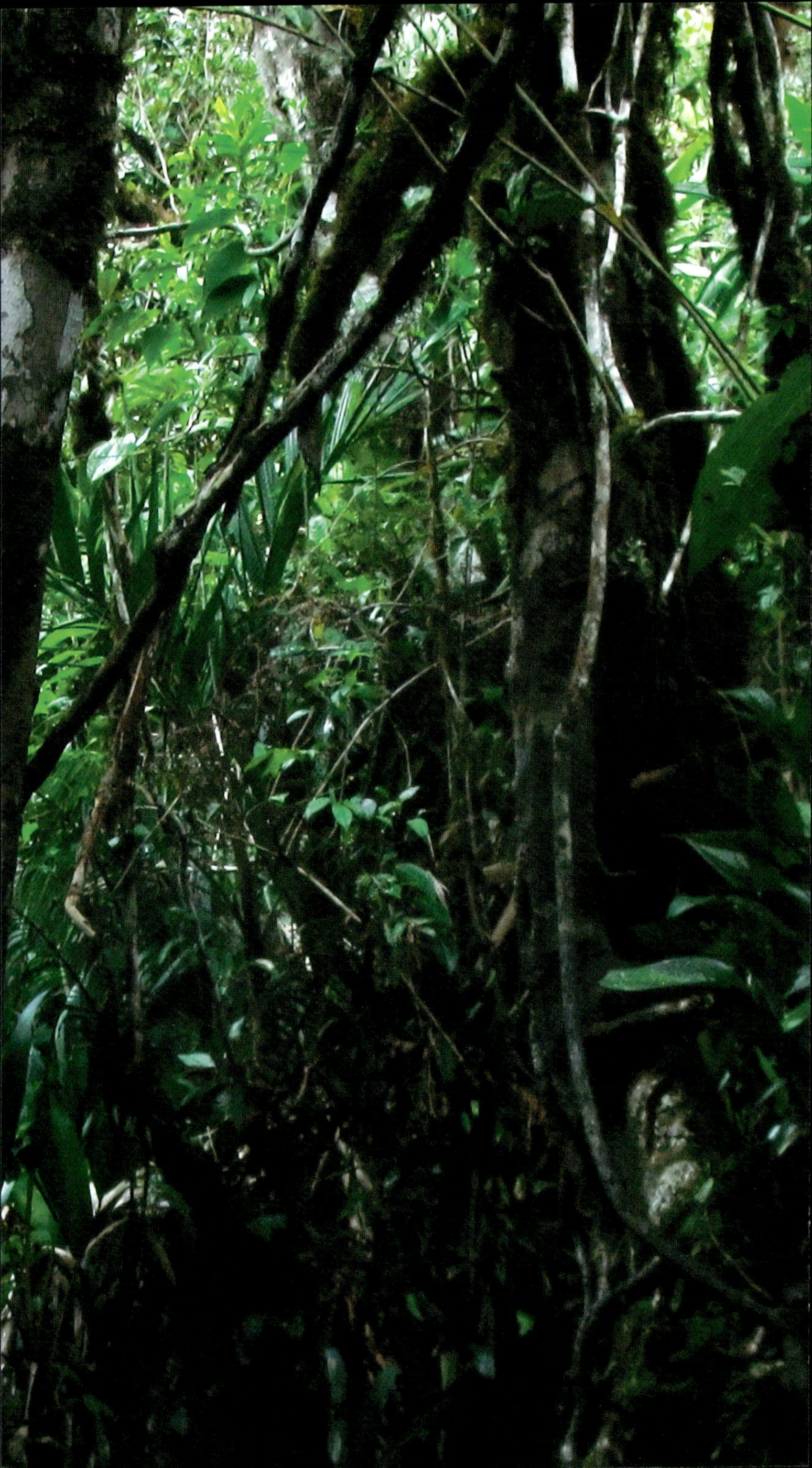

Einleitung

Jeremy Narby

Meine erste Begegnung mit Tabak fand 1985 statt, als ich in einer Gemeinschaft der Asháninka im peruanischen Amazonasgebiet lebte. Diese Menschen glaubten, dass Pflanzen wie Tabak und Ayahuasca denjenigen, die sie konsumierten, Wissen vermitteln können; und in ihren Augen war Tabak die Nummer eins unter den Meisterpflanzen. Wenn die Asháninka ein Problem oder eine Krankheit hatten, wandten sie sich an den *seripiari*, was in ihrer Sprache »Tabakschamane« bedeutet.

Ich für meinen Teil hatte keine besondere Affinität zu Zigaretten oder Zigarren, auch glaubte ich nicht, dass man durch das Rauchen von Zigaretten viel lernen könne. Ich wuchs mit einem Vater auf, der als ehemaliger Kettenraucher zum eifrigen Antiraucher wurde, und mit einer Mutter, die nur im Freien rauchte, als würde sie sich verstecken, sodass ich das Rauchen von Tabak als eine ungesunde Zeitverschwendung ansah. Als junger Anthropologe war ich daran interessiert, die Ansichten der indigenen Amazonasvölker zu verstehen. Und um ehrlich zu sein, ich kam frisch von der Universität.

Im Laufe der Monate in dieser indigenen Gemeinschaft wurde ein Mann namens Carlos Perez Shuma zu meinem wichtigsten Gesprächspartner. Er war 45 Jahre alt und – wie es der Zufall wollte – Tabakschamane. Wir unterhielten uns stundenlang auf Spanisch, und er erzählte Geschichten aus seinem Leben, von denen viele mit Tabak zu tun hatten: wie sein Onkel ihm den Tabakgebrauch beigebracht hatte, als er noch klein war; wie der Tabak ihn vor Gefahren und Feinden aller Art schützte und wie er die *maninkari* anlockte, unsichtbare Geister, die alle Lebewesen belebten. Eines Tages wurde ich Zeuge, wie Carlos Perez Tabakrauch über einen kranken Säugling blies, den jemand zu einer Heilbehandlung mitgebracht hatte. Ich fragte ihn, wie Tabak in solchen Fällen helfen könne.

Er antwortete: »Ich sage immer, Tabak hat die Eigenschaft, dass er mir die Realität der Dinge zeigt. Ich kann die Dinge sehen, wie sie sind. Und er vertreibt alle Schmerzen.«

Einige der Geschichten, die Carlos Perez über Tabak erzählte, widersprachen meinem Verständnis von Realität – aber ich dachte mir, dass es in meiner Arbeit als Anthropologe darum ginge, keine Skepsis zu äußern, sondern die Sichtweise der jeweiligen Person in ihren eigenen Worten wiederzugeben und Fragen zu stellen, wenn ich etwas nicht verstand. Bei einer Gelegenheit begann er mir vom Ableben seines Schwiegervaters zu erzählen, der ein bekannter Tabakschamane gewesen war: »Er pflegte seinen Tabak zu trinken, als sei er Wasser; er nahm ihn in die Hand und trank ihn so, als sei es nichts. Und dann konnte er machen, was er wollte, ja, er verwandelte sich sogar vor den Augen aller in einen Jaguar.«

»Wirklich?«, fragte ich.

»Deshalb haben sie ihn umgebracht, weil er sich oft in einen Jaguar verwandelte und Rinder angriff«, fuhr er fort.

»Er griff Rinder an?«, fragte ich, unsicher, ob ich richtig verstanden hatte.

»Er griff Rinder an«, wiederholte er.

»Wessen Rinder?«

»Die der Kolonisten.«

»Warum griff er ihre Rinder an?«

»Weil er mit ihnen bumsen wollte. Also töteten sie den Jaguar, nahmen ihm das Herz heraus und kochten es mit Asche, Harz und scharfem Paprika; und als seine Seele aus ihm herausgetreten war, bekam er einen Schock, deshalb starb er. Er starb nicht, weil er krank war, sondern er starb um seiner Seele willen.«

»Die Kolonisten haben ihn also umgebracht?«

»Nein, den Kolonisten gehörten die Rinder, aber sie heuerten einige Asháninka an, um den Jaguar zu töten. Denn wenn dort ein echter Jaguar Rinder angreift, kann man ihn erschießen und töten. Trägt er aber die Seele eines Tabakschamanen in sich, kann man ihn aus nächster Nähe erschießen, und er kann trotzdem noch springen; sogar, wenn man von dort drüben auf ihn schießt, kann man ihn nicht töten, weil er ein Mensch ist *(porque es gente)*.«

»Und wie haben sie es geschafft, die Seele deines Schwiegervaters zu töten?«

»Sie haben ihn verraten. Er selbst erzählte uns, als es passierte, sei er dreimal entflohen, und meinte: ›Ich weiss nicht, wie ich sterben werde, denn viele Leute wollen mich töten, aber sie werden es nicht schaffen.‹ Vielleicht kam der Zeitpunkt, in dem er nicht länger ausweichen konnte, vielleicht benutzten sie etwas Geheimes, er gab seinen Körper auf, und sie saugten seine Seele aus. So ist er gestorben. Denn er starb rund und gesund.«

»Gesund?«, fragte ich.

»Gesund. Und im Moment seines Todes gab es einen brennenden Geruch nach Schießpulver. Deshalb sagte er: ›Jetzt haben sie mich gefickt. Also kann ich nicht weiterleben, weil sie in Wahrheit mein Herz gekocht haben, sodass kein Leben mehr in mir ist.‹ Denn bei seinem Tod tropfte er, als hätten sie ihn mit Wasser getränkt, ihm floss der Schweiß, weil sie sein Herz ins Feuer gelegt hatten. Deshalb verbrannte er. Und so war es dann auch.«

Als Carlos Perez mir diese Geschichte erzählte, merkte ich, dass ich die Ereignisse, von denen er erzählte, nicht für möglich hielt. Als Kind des Rationalismus und Materialismus glaubte ich nicht, dass die Seele eines Menschen, angetrieben durch eine starke Dosis Tabak, aus dem Körper fliegen, sich in einem lebendigen Jaguar einnisten und dort so lange festsitzen kann, bis sie dann den Tod des Menschen verursacht, nachdem das Herz des physischen Jaguars herausgeschnitten und in Chilischoten gekocht worden war. Ich wusste auch nicht wirklich, was ich mit einer solchen Geschichte anfangen sollte.

Nachdem ich ein Jahr lang in dieser Asháninka-Gemeinschaft gelebt hatte, begleitete ich Carlos Perez zu einem Besuch bei seinem alten Tabakschamanenlehrer, der oben in den Hügeln lebte, etwa eine Stunde Fußmarsch entfernt. Der Mann schien mindestens 80 Jahre alt zu sein, denn er war von Falten übersät. Carlos Perez erzählte mir, dass niemand sein genaues Alter kannte, da er geboren wurde, bevor die Asháninka anfingen, die Jahre zu zählen. Er saß auf einer Matte, trug ein Baumwollhemd und aß Tabakpaste von einem kleinen Stab, der in einem Kürbis steckte. Als ich ihm vorgestellt wurde, sah er mich mit spitzbübisch blitzenden Augen an und fragte, ob ich sein Schwiegervater sei.

Ich war zu dem Zeitpunkt noch nicht einmal ein Drittel so alt wie er, also war das eindeutig ein Scherz. Ich beschloss, mitzuspielen, und bejahte die Frage. Er lachte und fragte mich erneut: *»Konki?«* (Schwiegervater?). »Ja«, antwortete ich. Er stellte mir die gleiche Frage ungefähr zwanzig Mal hintereinander, und jedes Mal, wenn ich mit »Ja« antwortete, wurde sein Lachen noch ein bisschen breiter. (Später an diesem Tag erfuhr ich von Carlos Perez, dass die Frage auch bedeutete: »Kann ich mit deinen Töchtern schlafen?« – der Witz ging also auf meine Kosten.) Ich beendete unseren Austausch und fragte, ob ich etwas von seiner Tabakpaste probieren dürfe. Er reichte mir den Kürbis, ich schob mir eine beträchtliche Menge zwischen die Lippen und setzte mich dann etwas abseits, damit die beiden Männer ihre Geschäfte besprechen konnten. Nach einer kurzen Weile, in der ich so dasaß, ohne über etwas Bestimmtes nachzudenken, fuhr ich mit meiner Zunge die Unterseite meiner Vorderzähne entlang, und sie schienen überaus lang und scharf zu sein. Außerdem schienen Katzenschnurrhaare seitlich aus meinem Gesicht zu wachsen, mit denen ich meine Umgebung noch schärfer wahrnehmen konnte. Mein Mund schmeckte nach Blut, und obwohl ich Veganer war, genoss ich den Geschmack. Meine Sinne sagten mir, dass ich mich in eine Katze verwandelte. So etwas hatte ich nicht für möglich gehalten, aber es fühlte sich echt an. Dieses katzenartige Gefühl machte, dass ich mich warm, kraftvoll und weise fühlte. Ich beäugte ein paar Hühner, die in der Nähe herumgackerten, und entschied wie ein wohlwollender Jaguar, mich nicht auf sie zu stürzen. Ich erinnere mich noch, dass ich mir sagte: »Du weißt, dass die Tabakpaste wirklich stark ist, wenn der Anthropologe anfängt, Hühner anzugreifen!«

Dieser katzenartige und raubtierhafte Eindruck war so lebendig, dass er mir bis heute im Gedächtnis geblieben ist. Aber es dauerte lange, bis ich mich in der Lage fühlte, öffentlich darüber zu sprechen.

Die Jahre nach diesem Erlebnis vergingen, und ich hielt mich weiterhin von Tabak fern. Er war keine Pflanze, die mich rief – zum Glück, denn ich wusste, dass ihr regelmäßiger Gebrauch der Gesundheit schaden konnte.

Trotzdem respektierte ich die Pflanze, weil die indigenen Amazonasvölker auf ihrer zentralen Rolle beharrten und weil ich meine kurze Begegnung mit ihr schätzte. Mit meinem Körper zu spüren, wie es sich anfühlen könnte, ein Jaguar zu sein, war eine Erfahrung, für die ich dankbar war – aber keine, die ich unbedingt wiederholen wollte.

Ich glaubte nicht, dass ich mich *wirklich* in einer messbaren Weise in einen Jaguar verwandelt hatte. Vielmehr hatte ich eine intensive körpereigene Erinnerung an den Eindruck, *eine Katze zu sein,* die ich willentlich anzapfen und als Quelle der Kraft und des Mutes nutzen konnte.

Aber ich lernte, mit Menschen aus dem Westen nicht darüber zu sprechen, denn bei dem Thema schienen sich die Leute unwohl zu fühlen. Selbst eine einfache Diskussion über die Sichtweise der Amazonasvölker zu Tabak rief eher Unverständnis hervor. Die Leute erinnerten mich daran, dass der Tabakkonsum jedes Jahr bei Millionen von Rauchern zum frühzeitigen Tod führte und internationale Gesundheitsbehörden ihn als »die heute vermeidbarste Todesursache der Welt« bezeichneten – wie konnte also jemand die Pflanze als Quelle des Wissens und der Heilung ansehen?

Es schien mir klar zu sein, dass diese Ansicht auf dem Verständnis der Wirkungen vorgefertigter Zigaretten beruhte, die eine verfälschte Version der Pflanze anboten und meistens mit industriellen Chemikalien versetzt waren. Es schien auch klar zu sein, dass die indigenen Amazonasvölker über ein Wissen über Tabak verfügten, das vielleicht für die Raucher in der ganzen Welt und für Menschen, die diese mächtige Pflanze verstehen wollen, nützlich sein könnte. Aber zwischen diesen beiden Welten lag eine Kluft, die schwer zu überbrücken blieb.

Die Jahre zogen ins Land. Im Jahr 2010 starb Carlos Perez Shuma. Eine ganze Zeit lang danach konnte ich die Abschriften der Interviews, die ich mit ihm geführt hatte, kaum ansehen. Er war ein kluger Mensch und ein meisterhafter Geschichtenerzähler, und ich vermisste ihn sehr.

33 Jahre nach meiner ersten Begegnung mit dem Amazonastabak spürte ich einen Ruf, wieder zu diesem Thema zurückzukehren. Es war kein bestimmtes Ereignis, das dies auslöste; es war eher wie bei einer reifen Frucht, die vom Baum fällt. Plötzlich wusste ich, dass ich mich mit der Sichtweise der indigenen Völker des Amazonas auf den Tabak beschäftigen wollte.

Ich kontaktierte Rafael Chanchari Pizuri, einen indigenen Experten auf diesem Gebiet und Ältesten des Shawi-Volkes. Er arbeitet in der Nähe von Iquitos im peruanischen Amazonasgebiet, wo er junge, angehende indigene Lehrer unterrichtet. Er bezeichnet sich selbst auch als *médico*, ein spanischer Begriff, der dort für Spezialisten verwendet wird, die Menschen mit Volksmedizin heilen. Tabak spielt in seiner Praxis eine wichtige Rolle.

Ich erzählte Rafael Chanchari, dass ich daran interessiert war, die richtige Art und Weise der Annäherung an diesen mächtigen Pflanzenlehrer darzustellen. Ich hatte ihn schon mehrere Male interviewt, und er erklärte sich bereit, sein Wissen zu teilen: »Tabak ist eine wichtige Heilpflanze, und seine tiefere Bedeutung hängt davon ab, wie man ihn verwendet.«

Wir trafen uns in Iquitos, und unser anschließendes Gespräch über Tabak ist das Thema des ersten Kapitels.

Einige Monate später begann ich mich mit der neueren Forschung zu Tabak auseinanderzusetzen. Die Wissenschaft in die Diskussion einzubringen, sollte nicht das Wissen der Amazonasbewohner bestätigen oder entkräften, sondern die beiden Sichtweisen einander gegenüberstellen. Ich wollte sehen, wie sie im direkten Vergleich abschnitten. Ich begann die wissenschaftliche Literatur zu den verschiedenen von Rafael Chanchari genannten Punkten zu untersuchen – und fand zu meinem Erstaunen beachtliche

Übereinstimmungen zwischen dem indigenen Wissen und der zeitgenössischen Wissenschaft. Dies ist das Thema des zweiten Kapitels.

An diesem Punkt wurde mir klar, dass Rafael Chanchari und ich es mit einem im Entstehen begriffenen Forschungsprojekt zu tun hatten, das zwei Arten des Wissens miteinander verband und ein umfassenderes Verständnis einer mächtigen und oft gefährlichen Pflanze ermöglichte. Ich schlug vor, dass wir die gleiche Vorgehensweise anwenden und uns auch einer anderen psychoaktiven Pflanze aus Südamerika zuwenden sollten, der Ayahuasca-Liane. Diese Pflanze hatte erst kürzlich allgemeine Bekanntheit erlangt, im guten wie im schlechten Sinne. Sie bildet die Grundlage eines Pflanzengebräus, das ihren Namen trägt und das von einigen als potentes Heilmittel bei Depression, Trauma, Angst und Suchtverhalten sowie als Werkzeug der Selbsterforschung und des inneren Wachstums angesehen wird – und das wiederum andere als gefährliches Halluzinogen betrachten.

Rafael Chanchari verfügt über reichlich Erfahrung im Umgang mit Ayahuasca, das er neben Tabak in seiner Praxis als *médico* einsetzt. Fast ein Jahr nach unserem ersten Gespräch trafen wir uns erneut, und dieses Mal wollten wir über Ayahuasca sprechen. Unser Austausch ist das Thema des dritten Kapitels.

Nach diesen Gesprächen über Tabak und Ayahuasca kamen Rafael Chanchari und ich überein, gemeinsam ein kleines Buch herauszugeben, das sowohl den indigenen als auch den wissenschaftlichen Blickwinkel auf die beiden Pflanzen aufzeigen sollte.

Noch einmal erforschte ich, Rafael Chancharis Behauptungen folgend, die jüngste wissenschaftliche Literatur zu Ayahuasca und fand heraus, dass die Sichtweise der Amazonas-Völker dabei half, einem neuen Bereich der wissenschaftlichen Forschung Sinn zu geben. Darum geht es im vierten Kapitel.

Als Co-Autoren sind wir beide der Meinung, dass sich Wissenschaft und indigenes Wissen ergänzen, obwohl es gewisse Unterschiede gibt. Indem wir sie zusammenbringen, ist unser erstes Ziel, sie nebeneinander bestehen zu lassen. Auf diese Weise können die Leser beide betrachten und ihre eigenen Schlüsse daraus ziehen.

Dieses Buch hat zwei Autoren, es handelt von zwei Pflanzen und bringt zwei Wissenssysteme zusammen. Wir hoffen, dass es Ihnen gefällt.

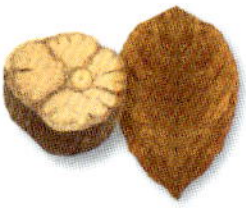

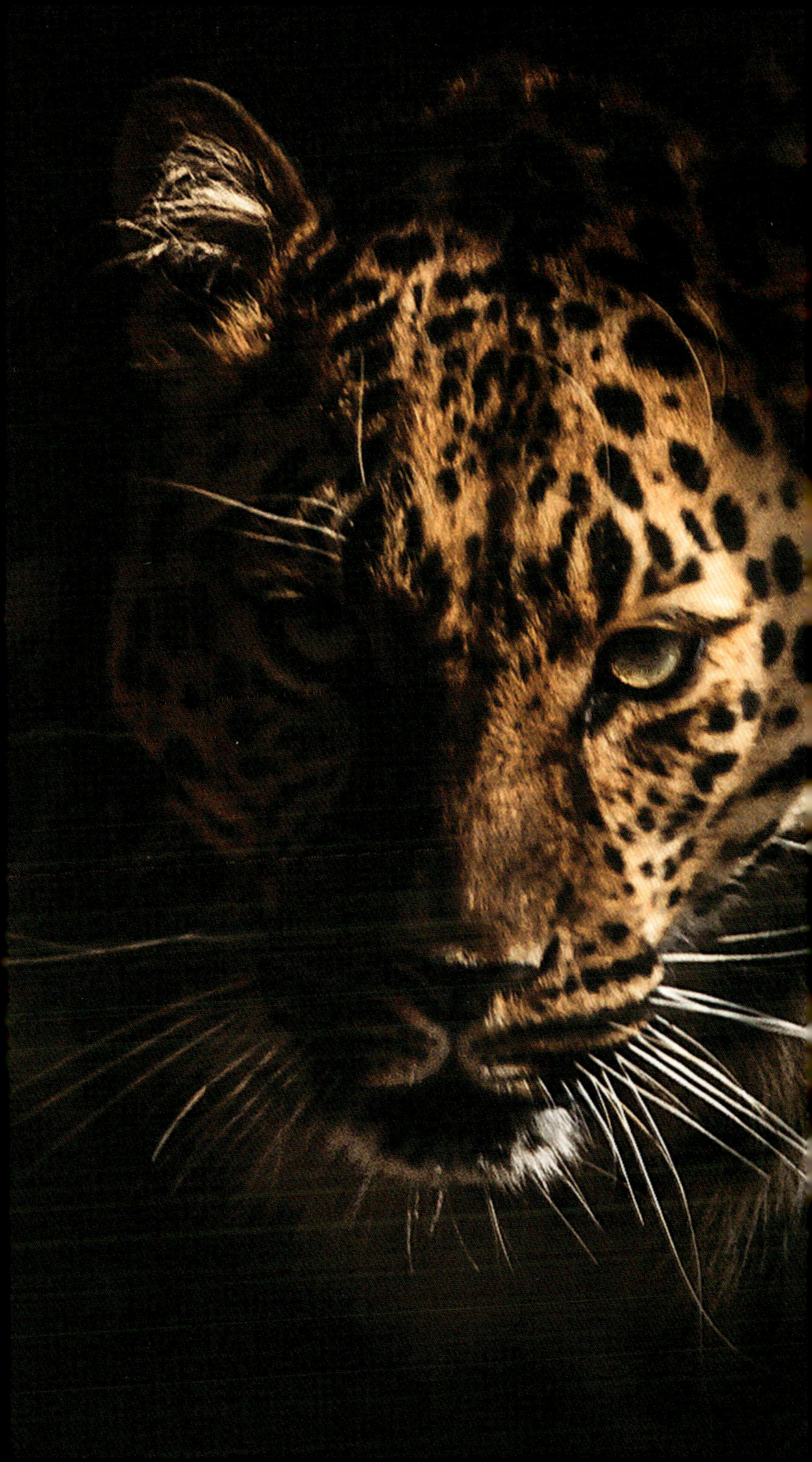

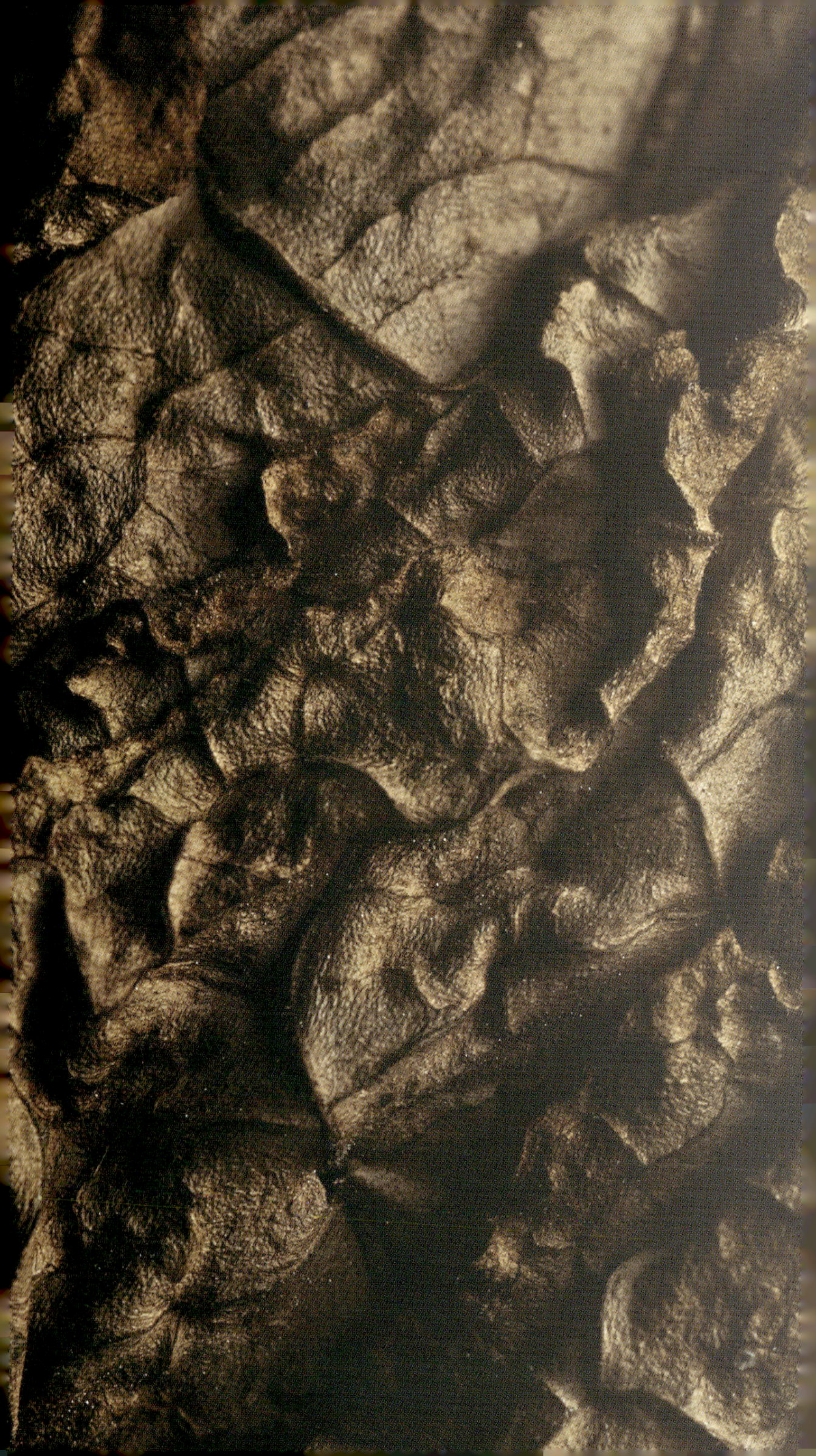

Kapitel 1

Medizin und Bosheit

Eines späten Morgens trafen Rafael Chanchari und ich uns in der Schule, in der er unterrichtet. Er ist ein relativ kleiner Mann mit einer freundlichen Ausstrahlung. Wir saßen in einem ruhigen Raum, und ich schaltete das Aufnahmegerät ein.

Die Menschen im Amazonasgebiet sprechen oft von der »Besitzerin« oder »Mutter« einer Pflanze oder eines Tieres – so etwas wie eine Persönlichkeit, die einer Spezies zu eigen ist – und so begann ich das Gespräch, indem ich Rafael Chanchari fragte, ob das Volk der Shawi von einer »Besitzerin« des Tabaks spricht.

»Ja, wir Shawi-Leute sagen *pinshi wa'yan,* das ist die Seele oder der Geist des Tabaks, und *pinshi a'shin,* das ist die Mutter des Tabaks, diejenige, die ihn entdeckt oder erfunden hat, die ihn zum ersten Mal gesät hat. Das ist der Raupenmann, *kuntan,* wie wir sagen. Diese Raupe hat einen wissenschaftlichen Namen, das habe ich im Internet gesehen. Also das ist die Mutter, gemäß unserer Kultur.«

Er sprach mit sanfter Stimme und sprach jedes Wort deutlich aus. »Die Mutter ist ein Mann?«, fragte ich.

»Ein Mann«, antwortete er zustimmend. »Aber verwandelt. Es ist eine ganze Geschichte. Der Tabak hat eine Seele, er hat einen Geist, der von zweierlei Art ist, Medizin und Bosheit *(maldad),* oder was wir auf Spanisch Zauberei *(brujería)* nennen. Er hat zwei Geister.«

»Haben alle Pflanzen zwei Geister, oder nur der Tabak?«

»Vor allem die Pflanzen, die Macht haben, mit anderen Worten die Meisterpflanzen, Ayahuasca, Tabak, *toé, catahua,* die Chambira-Palme … alle Pflanzen, die machtvoll sind, haben zwei Geister oder Seelen. Die Person, die mit diesen Pflanzen arbeitet, muss sich also entscheiden, ob sie Medizin oder Bosheit lernen will. Und die Geister dieser Pflanzen bieten dir das an, denn sie sind nicht kleinlich. Manchmal wollen sie dich beides lehren. Doch es ist die Person, die wählt.«

Um ein besseres Verständnis für die »Mutter« des Tabaks zu bekommen, fragte ich Rafael Chanchari, ob er diese Wesenheit während seiner Arbeit mit den Meisterpflanzen jemals gesehen habe.

»Ja«, gab er zurück, »aber ich habe nicht die Mutter gesehen, sondern ihre Seele.«

»Aber was ist der Unterschied zwischen der Seele, dem Geist und der Mutter einer Pflanze?«, fragte ich.

»In der Sprache der Shawi haben alle Wesen wie Bäume, Fische, Vögel, Säugetiere und Reptilien eine Seele oder Mutter. Aber im Spanischen gibt es einen Unterschied zwischen ›Seele‹ *(alma)* und ›Geist‹ *(espíritu)*. Sie sagen, dass Menschen Seelen haben, während Pflanzen und Tiere Geister haben. Darum verwende ich manchmal das Wort ›Geist‹, wenn ich mich auf die Seelen der Pflanzen beziehe. Die Seele oder der Geist einer Pflanze ist eine für die jeweilige Pflanze spezifische Wesenheit, während die Mutter einer Pflanze spezifisch für ihre Art ist.«

Als zweisprachiger Mensch dachte Rafael Chanchari in seiner Muttersprache Shawi über die Welt nach, und wenn er sich in seiner zweiten Sprache, Spanisch, ausdrückte, nahm er sich bei ihr gewisse Freiheiten heraus. Obwohl er wusste, dass im Spanischen das Wort Seele nur für Menschen vorgesehen ist, benutzte er es trotzdem, um sich auf Pflanzen und Tiere zu beziehen, weil er keinen grundlegenden Unterschied zwischen den Seelen der Menschen und denen anderer Arten sah. Er war das, was Anthropologen einen Animisten nennen.

Er fuhr fort und erklärte, dass es zwei Haupttypen des Tabaks gab, einen mit dicken, doppelten Blättern, den anderen mit kleinen, dünnen Blättern; und man konnte beide verwenden, um *mapacho* oder Schamanentabak herzustellen. »Der stärkste ist der mit den doppelten Blättern. Man nimmt an, dass er eine größere Menge natürlicher chemischer Substanz zum Sehen von Visionen enthält.«

Das veranlasste mich zu der Frage, ob es seiner Meinung nach eine Verbindung zwischen Nikotin und der Mutter des Tabaks gebe.

»Offensichtlich ist es das Nikotin, das unsere Neuronen in einer Weise aktiviert, die es uns erlaubt, das Unwahrnehmbare in unseren Visionen und Träumen wahrzunehmen«, antwortete er. »So können wir erkennen, dass Pflanzen einen Geist haben. Der Geist ist das Abbild der Pflanze in der Welt der Visionen. Die Mutter ist ein Wesen, das sowohl physisch als auch geistig ist. Raupen sind die Mutter des Tabaks, und sie haben einen Geist, der dich lehren kann.«

Rafael Chanchari sah keinen Widerspruch zwischen Pflanzenmüttern und Pflanzengeistern auf der einen Seite und Neuronen und Molekülen auf der anderen. Um die Mutter des Tabaks wahrzunehmen, brauchte man seiner Meinung nach Nikotin und Neuronen. Sein Ansatz schloss die Wissenschaft mit ein, was unseren Dialog begünstigte.

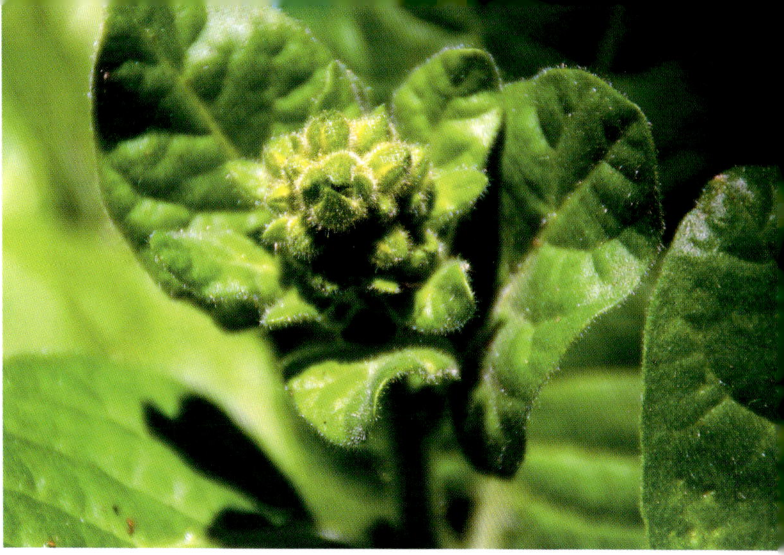

Nicotiana-rustica-Blütenknospe

»Und arbeitest du mit Tabak?«, fragte ich.

»Ja, ich rauche.«

»Wenn du also die Seele dieser Pflanze siehst, wie sieht sie aus?«

»Schau, diese beiden Tabaksorten, von denen ich dir erzählt habe – wenn du sie zubereitest, indem du eine gewisse Menge an Zutaten anderer Kraftpflanzen des Waldes hinzufügst, wird der Tabak machtvoll, und er lehrt dich Medizin, oder er lehrt dich Zauberei. Und zu seiner Seele – ich habe sie gesehen, sie ist gigantisch und männlich, ein großer brauner Mann in der Farbe des Tabaks. Das ist die Seele des Tabaks, die dich lehrt.«

»Und wenn du diesen großen braunen Mann siehst, macht dir diese Wesenheit Angst? Oder ist sie angenehm oder verzaubert sie dich? Wie ist die Persönlichkeit des Tabaks?«

»Als Wesen vermittelt er kein Gefühl der Angst, man kann in seiner Gegenwart sein. Er macht nur Angst, weil er Bosheit lehrt, das ist seine Ausrichtung, das ist die Ausrichtung des präparierten Tabaks.«

Dann erklärte er, wie man »präparierten Tabak« herstellt. Zunächst muss man die junge Tabakpflanze vor der grünen Raupe schützen, die sie als Nahrung aussucht.

»Ist das die gleiche Raupe wie die Mutter der Pflanze?«, fragte ich.

»Ja, und wenn man sie lässt und sich nicht um seine Pflanze kümmert, frisst die Raupe alles auf. Das ist eine echte Schande, aber der Tabak ist die Nahrung der Raupe.«

Sobald die gesunden Tabakblätter gelb werden, erläuterte er, erntet und trocknet man sie. Das sei die einfachste Form des *mapacho*. Aber um »präparierten Tabak« herzustellen, musste man zuerst eine Paste herstellen, indem man die Hauptadern der getrockneten Blätter mit verschiedenen Pflanzen aufkochte, darunter Ingwer, Zimt, Vanille, die Riesenliane *clavo huasca* und die aromatische Liane *sacha camote*. Man kochte diese Mischung zu einer Paste ein, ließ sie abkühlen und strich sie auf die getrockneten *mapacho*-Blätter, die man zusammenrollte und erneut trocknete.

»Und das ist der präparierte Tabak, der dich Zauberei lehrt. Früher hat mein Volk ihn so zubereitet – jetzt machen sie es immer seltener – sie haben ihn haltbar gemacht und dann geraucht; sie haben sich dem ganz hingegeben und es so praktiziert. Zu deiner Frage von vorhin, wer diese Person ist – nun, sie macht dir keine Angst, aber letztendlich will sie dich Bosheit lehren. Mit anderen Worten, in der geistigen Welt, im Wald, im Wasser gibt es mächtige Geister, die dir Schaden zufügen können; und das will dich dieser Tabak lehren.«

»Warum will er das deiner Meinung nach lehren?«

»Sagen wir, für die Geister der Pflanzen ist es eine Tätigkeit – genauso wie Medizin eine Tätigkeit ist, es ist befriedigend, zu pflegen und zu heilen. Für sie ist es dasselbe: Die Bosheit ist eine Tätigkeit, die sie zu ihrer eigenen Befriedigung ausüben. Aber für die Menschen ist das schmerzhaft, schädlich und schwierig. Die Macht dieser Pflanzen kann dem Menschen Schaden zufügen. Es ist ihre Bestimmung, uns beizubringen, wie man nach ihren Regeln vorgeht, um Schaden anzurichten. Den menschlichen Körper auf eine Weise zu verletzen, die den Tod bewirkt, ist für sie eine Tätigkeit. Und umgekehrt ist Medizin auch eine Tätigkeit, die wir entwickeln, um zu heilen, Leben zu geben und Leben zu verlängern. Und der Tabak selbst verlängert tatsächlich das Leben, weil er heilt. Einfacher *mapacho*-Tabak, wie er auf dem Markt in Belen verkauft wird, kann als Medizin verwendet werden, und man kann ihn einfach so rauchen.«

»Wenn Tabak Medizin ist, welche Krankheiten heilt er?«, fragte ich.

»Tabak nimmt die Schläfrigkeit, und er heilt Unfähigkeit und Faulheit bei Menschen und bei Hunden. Hier in der Gegend sprechen wir von Menschen, die ›es sich leicht machen‹ – Menschen, die sich nicht darum bemühen, die notwendigen Fähigkeiten zur Herstellung der Nahrung zu erlernen, die sie essen, um am Leben

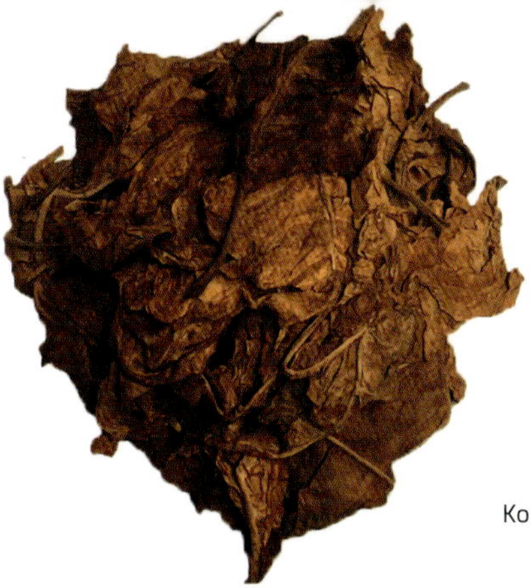

Konsumfertige Tabakblätter

zu bleiben. Das kann Tabak heilen. Er kann auch Menschen heilen, die aus reiner Faulheit nicht wissen, wie man Dinge tut. Allgemeiner gesagt, dient er dazu, Kraft, Fähigkeiten und Fertigkeiten zu übertragen, aber es sind *icaros* (Heilgesänge) nötig, damit die Lehren wirken können. Tabak hilft auch, Schlangen- und Ameisenbisse zu heilen. Er stärkt auch die männlichen und weiblichen Hormone. Und wenn er mit anderen krebsheilenden Pflanzen kombiniert wird, potenziert er diese.«

»Warum gibt es dann bei Zigarettenrauchern Krebs?«

»Traditionelle Tabakkonsumenten leiden nicht an Lungenkrebs oder Mundkrebs. Aber Konsumenten ›edler‹ Zigaretten bekommen Krebs, weil sie im Übermaß und ohne Richtlinien konsumieren. Im Leben sind alle Dinge schädlich, die im Übermaß konsumiert werden. Rauch ist für den menschlichen Verzehr nicht geeignet. In kleinen Dosierungen ist Tabak heilsam, aber im Übermaß zerstört er die Zellen und verschlechtert den Organismus.«

Wir saßen einen Moment lang schweigend da. Rafael Chancharis Worte schienen präzise und schlüssig zu sein.

Bevor ich eine weitere Frage formulieren konnte, kam er auf die Anwendungsmöglichkeiten des Tabaks zurück: »Mit Tabakrauch kann man einen Schrecken heilen. Und er dient dazu, Schlangen abzuschrecken und sie auf Abstand zu halten. Er hält auch Flussdelfine fern. Das Gleiche macht er auch mit bösen Geistern bei Ayahuasca-Sitzungen. Für all diese Dinge kann man Tabak verwenden, ebenso für die Heilung von Menschen, die nicht mehr wissen, wie man jagt und fischt. Tabak erlaubt es ihnen, sich mit *sacharuna* (›Waldwesen‹ oder ›Waldvolk‹ auf Quechua) auszutauschen. Will man mit ihm in Kontakt treten, weil man möchte, dass er seine Vögel und Tiere zur Verfügung stellt, so legt man eine

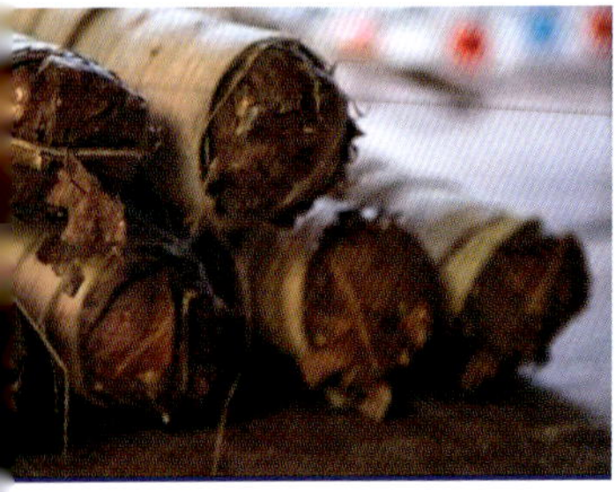
Mapacho-Tabak

mapacho-Zigarette auf einen großen Ast eines *lupuna*-Baums, weil das sein Zuhause ist.«

Einigen von Rafael Chancharis Aussagen könnte man sich wissenschaftlich nähern – zum Beispiel, indem man die wissenschaftliche Literatur zu den Auswirkungen des Tabakkonsums auf die Sexualhormone zurate zieht. Andere, wie etwa die Existenz des unsichtbaren Waldwesens *sacharuna,* sind nicht belegbar, zumindest vorerst. Aber ich wollte nicht, dass dies zu einem Hindernis in unserem Gespräch würde. In einem kulturübergreifenden Dialog wie dem unsrigen bestand die grundlegende Höflichkeit darin, die Sichtweise der anderen Person gelten zu lassen. Wenn Rafael Chanchari sich dabei wohl fühlte, über Nikotin und Neuronen zu sprechen, so sollte auch ich mich dabei wohl fühlen, über die »Mutter des Tabaks« und den Waldmenschen *sacharuna* zu sprechen.

Die Menschen im westlichen Amazonasgebiet betrachten *sacharuna* weithin als »Chef des Waldes«. Aber Anthropologen haben festgestellt, dass Diskussionen über diese Wesenheit oft schwer fassbar waren. Wie Peter Gow es ausdrückte: »Es ist nie ganz klar, ob *sacharuna* ein Geist für den ganzen Wald ist oder viele Geister, von denen jeder ein bestimmtes Gebiet hat«[1]. Ich fand es faszinierend, dass eine zweideutige und unsichtbare Wesenheit wie *sacharuna* Tabak schätzen sollte. Doch ich ließ die Sache auf sich beruhen, denn ich hatte einige praktische Fragen, die ich Rafael Chanchari stellen wollte.

Da er sagte, dass viele Menschen auf der Welt Zigaretten rauchen, die eine schwache Form von Tabak enthalten, die sich vom Amazonastabak stark unterscheidet, fragte ich ihn, ob er einen Rat für diese Menschen habe.

»Ja, schau, mein Rat würde allen Menschen gelten. Es ist normal, dass sie einfachen Tabak konsumieren, zusammengerollte Tabakblätter. Sogar den stärkeren Tabak. Den können wir verwenden, aber abends vor dem Schlafengehen, denn er lehrt dich, schöne Dinge zu träumen. Also abends, nach dem Essen, zwei oder drei selbstgedrehte Zigaretten zum Schlafen. Das wäre mein Rat: zwei oder drei selbstgedrehte Zigaretten vor dem Zubettgehen nach dem Abendessen – aber nicht tagsüber, nein. Zuviel Rauch hat auch Folgen, wie etwa Blutarmut, denn das Einatmen von Rauch ist nicht so

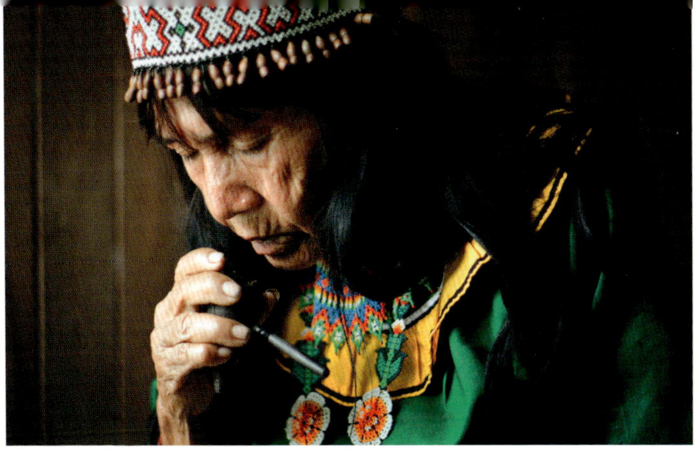

Rauchende Schamanin

gut für die Gesundheit; es ist nicht so nährend für den menschlichen Körper. Aber abends, ja, da ist es gut zum Schlafen, zum Träumen. Tagsüber arbeitet man, und dann kann man nicht von irgendetwas träumen. Und die Vision des Tabaks ist es, dich zu lehren.«

»Und rauchst du manchmal diese Zigaretten aus der Packung?«, fragte ich.

»Nein, die rauche ich nicht. Denn einmal hatte ich keinen *mapacho* und kein Geld, um mir welchen zu kaufen; ich ging zu einer Ayahuasca-Zeremonie in der Nähe von Nauta, um dort Ayahuasca zu trinken, und auch dort hatte niemand welchen. Meine Freunde meinten, ‹Hier sind ein paar *Caribe*-Zigaretten, lass uns *Caribe* rauchen.› Also rauchte ich *Caribe,* und das Ayahuasca sagte zu mir: ›Diese Zigarette tut nicht gut, wenn man Ayahuasca trinkt, sie ist nicht gut für den Menschen, denn sie ist Müll.› Es meinte zu mir, ›sie ist Müll, einfach Müll. Tabak ist eine Ergänzung zur Medizin. Tabak ist Medizin‹.«

»Das Ayahuasca hat dir gesagt, dass die Zigarette Müll ist?«, fragte ich nach, weil ich sicher sein wollte, dass ich richtig verstanden hatte.

»Ja, das Ayahuasca sagte, dass der Tabak in den industriellen Päckchen Müll ist. ›Was du da rauchst, ist Müll.‹ Deshalb hat es mich bestraft, weil ich geraucht hatte ...«

»Wie hat es dich bestraft?«, fragte ich und unterbrach ihn.

»Indem es mir eine sehr starke Vision schickte, ein Gefühl des Todes, in diesem Sinne hat es mich bestraft. Es sagte mir also, dass dies Müll sei, dass es sich nicht lohne. Wenn man Ayahuasca trinkt, braucht man *mapacho,* um die Medizin zu ergänzen.«

Ich merkte an, dass die meisten regelmäßigen Tabakraucher weltweit Zigaretten rauchen, die er wahrscheinlich für »Müll« hielt. Dann fragte ich ihn noch einmal, ob er einen Rat für Leute habe, die den Tabak besser kennenlernen möchten.

»Ich würde raten, dass man sich besser einfachen, normalen Tabak besorgt, bevor man irgendeine industriell gefertigte Zigarette raucht. Es braucht nicht der starke, präparierte Tabak zu sein. Und davon kann man langsam bis zu drei Stück am Abend rauchen, wenn man schlafen gehen will. Das hilft auch, sich zu stabilisieren, wenn man aufgeregt ist, wenn man zu emotional ist. Manchmal kommen Depressionen oder Wut, da hilft der Tabak auch, diese zu minimieren, sich zu kontrollieren.«

»Und wenn die Leute einfachen Tabak rauchen wollen, wie sollen sie rauchen? Sollten sie aufstehen oder sich hinsetzen? Sollten sie allein rauchen? Hast du dazu eine Meinung?«, fragte ich.

»Ja. Es ist wichtig, einen bestimmten Ort dafür zu haben, denn nicht jeder kann Tabakrauch einatmen; die Nasen der Menschen sind darauf nicht vorbereitet, manche sind allergisch, andere haben Schnupfen; es ist wichtig, die Gesundheit anderer Menschen zu respektieren. Also muss man sich einen Raum suchen, in dem man andere Leute nicht verschreckt, wo drei oder vier Leute rauchen können, sitzend und konzentriert. Man sollte auch nicht fernsehen, denn diese Tätigkeit legt einen Zauber über einen. Also, rauchen und sich konzentrieren, darüber nachdenken, was man tut. Das wäre der Rat: ein Raum für diejenigen, die rauchen möchten, wo keine Leute sind, die nicht rauchen, weil das deren Nasen beeinträchtigen würde. Und damit aufhören, anderen Tätigkeiten nachzugehen, um sich ganz dem Rauchen des *mapacho* zu widmen. Denn wir haben es mit einer Pflanze zu tun, die Macht hat, einer Pflanze, die einen Geist oder eine Seele hat, also ist es wichtig, das zu respektieren. Es ist nicht einfach eine gewöhnliche Sache, die man raucht. Das wäre der Rat, den ich geben würde.«

Fußnote

1 Gow 1991, S. 80.

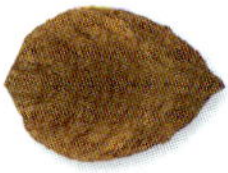

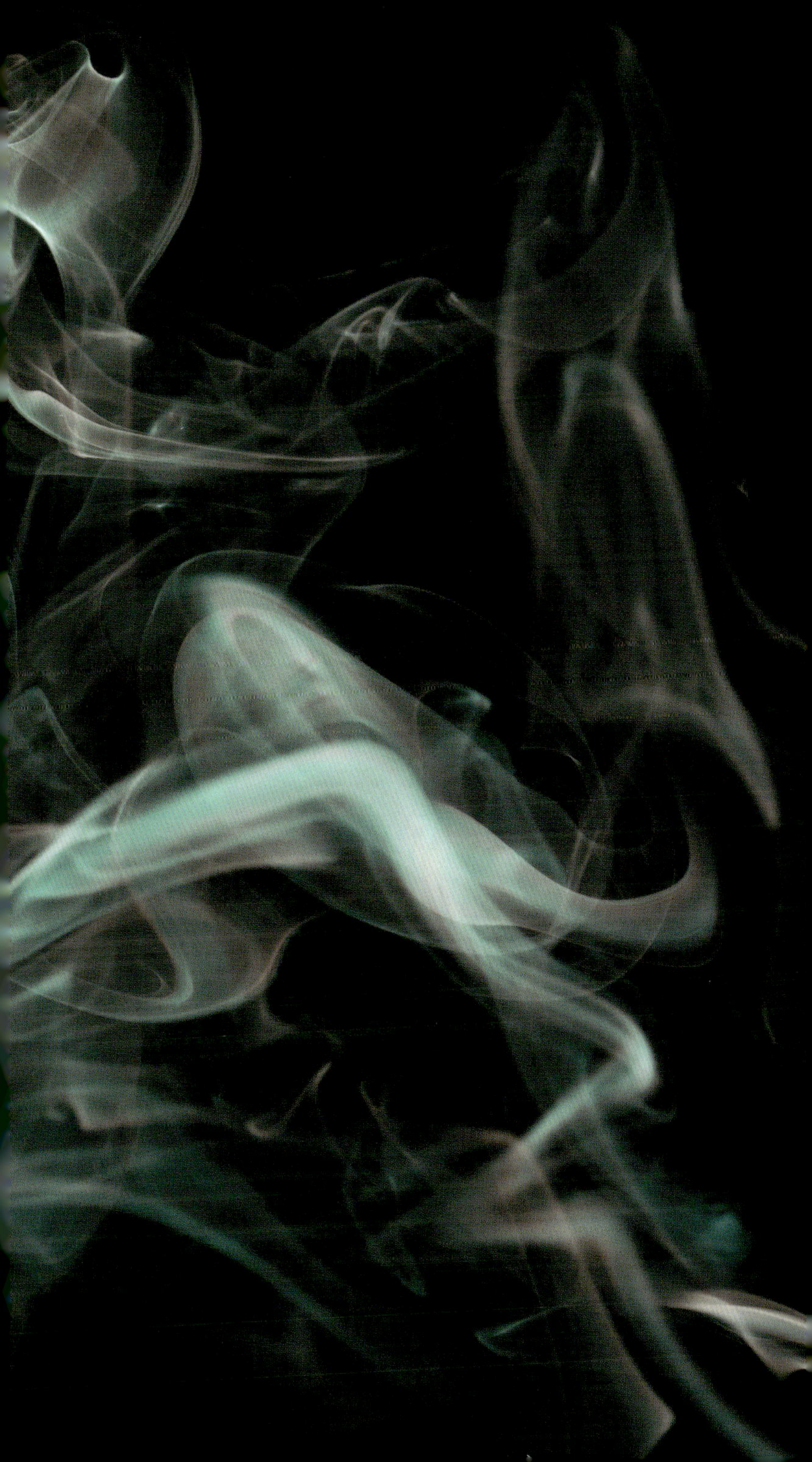

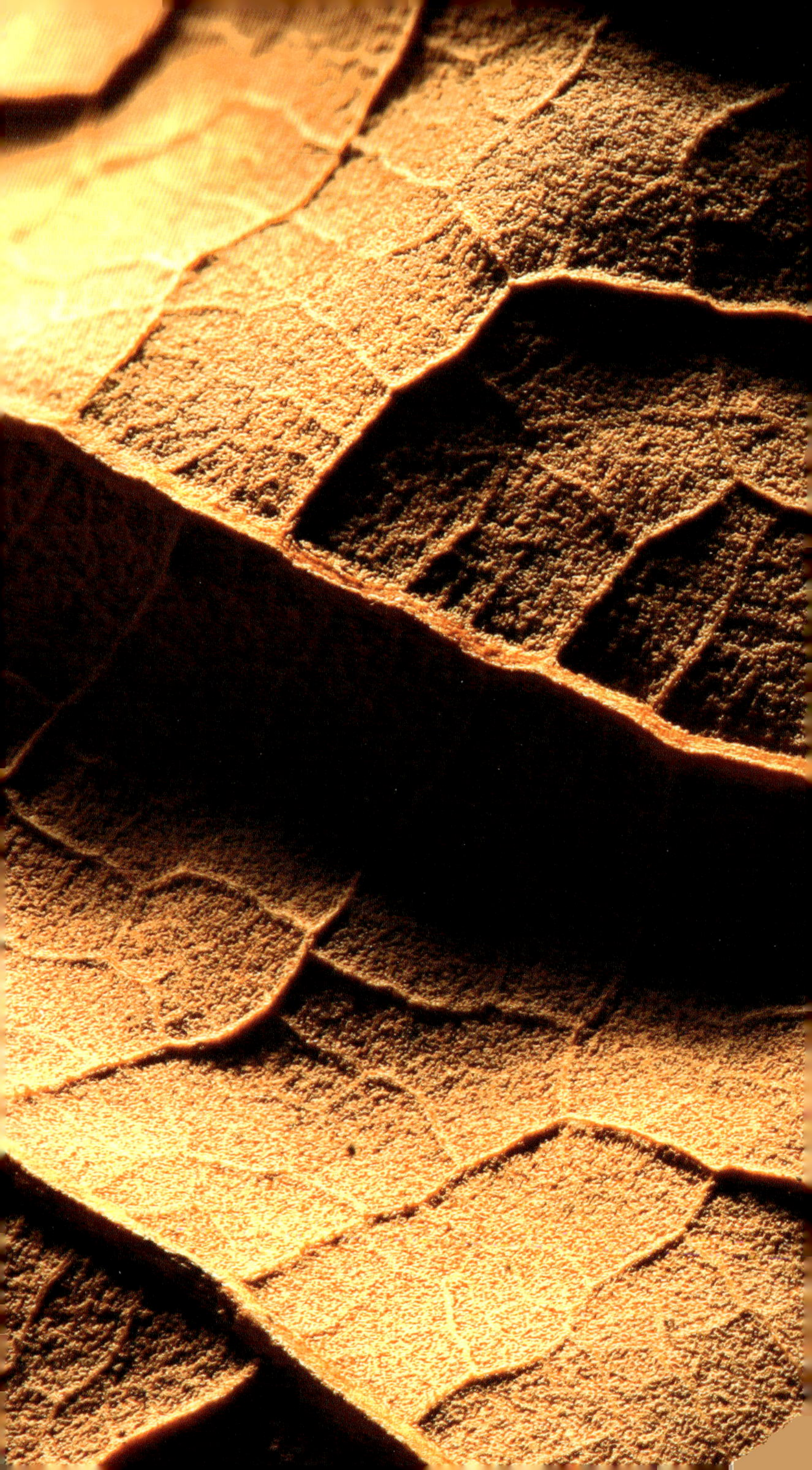

KAPITEL 2

Heilmittel und Gift

Wissenschaftler haben den Tabak gründlicher erforscht als jede andere Pflanze in der Geschichte der Wissenschaft. Das liegt an seiner natürlichen chemischen Komplexität. Die Tabakpflanze produziert etwa 4000 verschiedene organische Substanzen – nicht zu verwechseln mit den Hunderten von industriellen Chemikalien, die Zigarettenhersteller ihren Produkten beigeben.[1]

Tabak produziert insbesondere eine Reihe von Substanzen, die man **Alkaloide** nennt und die Stickstoff enthalten und starke körperliche Wirkungen auf Tiere und Menschen haben. **Nikotin** ist das bei weitem wichtigste Alkaloid, das in den meisten Tabaksorten enthalten ist, einschließlich der beiden im Amazonasgebiet gebräuchlichen Arten *Nicotiana tabacum* und *Nicotiana rustica.* Es ist eine der giftigsten botanischen Substanzen in der Natur, da ein oder zwei Tropfen reines Nikotin, auf der Zunge oder der Haut aufgetragen, einen erwachsenen Menschen töten können.[2]

Aus der Sicht der Pflanze dient das Nikotin vor allem der Abwehr räuberischer Insekten. Diese Rolle ist so effizient, dass die Menschen Nikotin seit Jahrhunderten als starkes Insektizid einsetzen.[3]

Bei einigen Sorten von *Nicotiana rustica* erreicht der Nikotingehalt in den Blättern bis zu zwanzig Prozent – während der blonde Tabak, der in Industriezigaretten verwendet wird, zwischen ein und zwei Prozent Nikotin aufweist. Da ein paar Tropfen reines Nikotin eine tödliche Dosis darstellen, kann der Konsum des starken schwarzen Tabaks ein riskantes Unterfangen sein.[4]

Die Toxizität des Nikotins hängt davon ab, wie es in den Körper gelangt. Wenn es über die Haut aufgenommen wird, wirkt es etwa hundertmal stärker, als wenn es gegessen oder geraucht wird. Die Magensäuren bauen das Nikotinmolekül bis zu einem gewissen Grad ab. Und wenn man Tabak raucht, verwandeln die hohen Temperaturen der Verbrennung einen großen Teil des Nikotins in weniger tödliche Produkte. Die Chemiker Penny Cameron Le Couteur und Jay Burreson merken an: »Das bedeutet nicht, dass Tabakrauchen harmlos ist, sondern nur, dass schon das Rauchen weniger Zigaretten tödlich wäre, würde diese Oxidation des größten Teils des Nikotins und anderer Tabakalkaloide nicht stattfinden«.[5]

Die Tatsache, dass Industriezigaretten Hunderte von chemischen Zusatzstoffen enthalten, die sich beim Verbrennen in neue und wesentlich giftigere Substanzen verwandeln, ist etwas anderes. Die Verbrennung ist nur insofern eine gute Nachricht für Raucher, als sie die Tödlichkeit des im Tabak enthaltenen Nikotins reduziert.[6]

Rauchen ist ein schneller Weg, um Nikotin ins Blut und ins Gehirn zu bekommen, bei relativ geringem Risiko einer Überdosierung – das übermäßige Rauchen von zu starkem Tabak erzeugt bei Menschen eher Übelkeit oder sogar Bewusstlosigkeit. Sie hören also meistens mit dem Rauchen auf, bevor sie den tödlichen Grad einer Nikotinvergiftung erreichen. Es hat sich herausgestellt, dass das Rauchen bei weitem die häufigste Art des Tabakkonsums bei Amazonas-Schamanen ist – obwohl sie ihn auch kauen, trinken, lecken und schnupfen sowie, in seltenen Fällen, durch rektale Aufnahme konsumieren.[7]

Der Ethnobotaniker Dale Pendell meint zu den Gefahren der Tabakeinnahme in flüssiger Form oder durch das Rektum: »Das Trinken kann, falls der Eingeweihte den Tabak nicht ausspuckt, nachdem er das Bewusstsein verloren hat, zum Tod oder zu dauerhafter Schädigung führen. Die gefährlichste Technik der Tabakaufnahme ist die rektale Injektion, bei der die Gefahr der Überdosierung extrem ist«.[8]

*

Um die ganze Macht des Tabaks zu begreifen, hilft es, die Funktionsweise von Nikotin im menschlichen Körper zu verstehen.

Nikotin hat eine tiefgreifende Wirkung auf den Menschen, weil das Nikotinmolekül einem wichtigen chemischen Stoff ähnelt, der von unserem Körper und unserem Gehirn produziert wird, dem **Acetylcholin**. Dieses ermöglicht es dem Nikotin, sich an die für diese Substanz vorgesehenen Rezeptoren auf der Oberfläche der Neuronen und vieler anderer Zellen im Körper anzupassen. Diese Rezeptoren sind allgemein als »Nikotinrezeptoren« bekannt, weil sie im frühen 20. Jahrhundert von Wissenschaftlern entdeckt wurden, die verstehen wollten, wie Nikotin im Körper funktioniert. Wenn sich Nikotin an unsere Neuronen bindet, veranlasst es diese, eine Flut chemischer Stoffe im Gehirn freizusetzen, wie zum Beispiel Dopamin, Glutamat und Noradrenalin, Acetylcholin selbst und Endorphine. Diese Substanzen entfalten eine breite Palette an Wirkungen.[9]

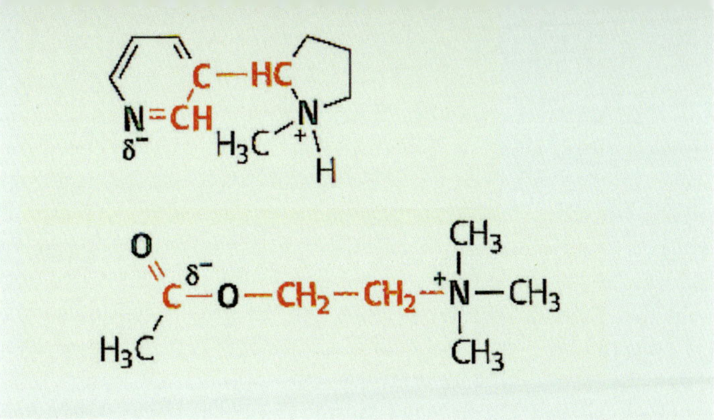

Strukturformeln von Nikotin (oben) und Acetylcholin (unten)

Zum Beispiel verstärkt erhöhtes Glutamat die Verbindungen zwischen den Neuronen, was das Lernen und Erinnern erleichtert; erhöhtes Acetylcholin gibt den Menschen das Gefühl, wach und energiegeladen zu sein; erhöhtes Dopamin aktiviert das Belohnungszentrum im Gehirn, wodurch Menschen sich zufrieden fühlen und zudem den Wunsch hegen, die Erfahrung zu wiederholen – daher das Suchtpotenzial des Nikotins. Erhöhte Werte bei den Endorphinen – kleinen, als Schmerzmittel fungierenden Proteinen – können zu Gefühlen der Euphorie führen. Nikotin kann durch seine Wirkung auf die für Acetylcholin ausgelegten Rezeptoren im Gehirn alle diese Effekte gleichzeitig auslösen.[10]

Aber Acetylcholin ist nicht bloß ein chemischer Stoff im Gehirn. Es wird von vielen gehirnlosen Organismen in der gesamten Natur produziert, darunter Bakterien, Einzeller, Moose, Algen und primitive Pflanzen. Das deutet darauf hin, dass es sehr früh im Evolutionsprozess auftrat. Acetylcholin ist ein ausgesprochen »altes« Molekül, das an der Regulation grundlegender Zellfunktionen wie Genexpression, Zellproliferation und -differenzierung, Zell-Zell-Kontakten, Immunfunktionen, elektrischer Aktivität, Fortbewegung, Ausscheidung und Absorption beteiligt ist.

Die große Mehrheit der menschlichen Zellen produziert Acetylcholin und hat auf ihrer Oberfläche die entsprechenden Rezeptoren. Es gibt **Nikotinrezeptoren** auf den Zellen der Muskeln, der Haut, der Bauchspeicheldrüse, der Lungen, der Hypophyse, der Nebennieren, des Immunsystems, des Verdauungssystems, des Blutes, der Eierstöcke und der Hoden. Dadurch kann Nikotin im ganzen Körper wirken, einschließlich des Herzkreislauf-, Atmungs-, Nieren- und Fortpflanzungssystems.[11]

Gewisse Wirkungen des Nikotins werden von Menschen, die Tabak konsumieren, wahrgenommen. Wenn Nikotin beispielsweise die Nebennieren zur Ausschüttung von Adrenalin anregt, einem Hormon, das die Herzfrequenz und den Blutdruck erhöht, können Konsumenten einen »Rush« verspüren. Doch Nikotin hat zahlreiche subtile Wirkungen auf den Körper, die dem Bewusstsein der Tabakkonsumenten entgehen. Es fördert beispielsweise das Wachstum neuer Blutgefäße, und es beruhigt Entzündungen, wenn das Immunsystem überreagiert.[12]

Gemäß dem Kardiologen John P. Cooke ist Nikotin »ähnlich wie Feuer – es kann sehr schädlich sein, und doch kann es nützlich sein, wenn man weiß, wie man es kontrollieren kann«. Zum Beispiel lässt die Förderung des Wachstums neuer Blutgefäße Tumore schneller wachsen, und deshalb ist der Konsum von Nikotin keine gute Idee, wenn man Krebs hat; wenn man aber Diabetes hat und die Extremitäten unter schlechter Blutzirkulation leiden, kann die lokale Anwendung eines Nikotingels helfen, diese Tendenz umzukehren.[13]

Die regelmäßige Einnahme von Nikotin schwächt das Immunsystem – was teilweise erklärt, warum Zigarettenraucher häufiger erkranken als Nichtraucher –, aber wenn das Immunsystem überreagiert, wie zum Beispiel in schweren Fällen von Covid-19, scheint Nikotin eine schützende Wirkung zu haben. Anfängliche Berichte – die inzwischen Gegenstand wissenschaftlicher Kontroversen sind –, dass Zigarettenraucher weniger schwere Formen dieser Viruserkrankung zu entwickeln schienen, ließen ein Forscherteam vermuten, dass Covid-19 Nikotinrezeptoren beeinträchtigen könnte. Sie identifizierten daraufhin eine toxinähnliche Aminosäuresequenz in einem der Virusproteine, die einer Sequenz ähnelt, die in Schlangengiftproteinen zu finden ist, welche die Nikotinrezeptoren blockiert und die Wirkung von Acetylcholin verhindert.

Eine der vielen Rollen, die Acetylcholin spielt, ist die eines **entzündungshemmenden Moleküls**, insbesondere in Fällen, in denen das Immunsystem überreagiert und den Körper mit entzündungsfördernden Molekülen überschwemmt. Normalerweise neutralisiert Acetylcholin in solchen Fällen diese pro-inflammatorischen Moleküle. Sind die Nikotinrezeptoren jedoch blockiert, wird kein Acetylcholin freigesetzt, und die entzündungsfördernden Moleküle greifen weiterhin gesunde Zellen im ganzen Körper an. Das führt schließlich dazu, dass sich die Lunge mit Flüssigkeit füllt und die Organe versagen. Die Patienten sterben am Ende also an ihrer Immunantwort auf das Virus und nicht an dem Virus selbst.

Obwohl die Beweise noch umstritten und nicht schlüssig sind, ist es möglich, dass Covid-19 in seiner schwersten Form eine Erkrankung des Nikotinsystems und insbesondere des auf Acetylcholin basierenden entzündungshemmenden Systems ist; und Nikotin könnte die Funktion dieses Systems wiederherstellen, indem es Acetylcholin erlaubt, die Überreaktion des Immunsystems zu unterdrücken.[14]

Die mit der Untersuchung dieser These beschäftigten Wissenschaftler arbeiten mit »medizinischem Nikotin« in Form von Nikotinpflastern oder Nikotinkaugummi und warnen einhellig, dass das Rauchen von Zigaretten oder das Dampfen von Nikotinprodukten keinen Schutz gegen diese aggressive Viruserkrankung gewährleisten.[15]

Nikotinrezeptoren spielen auch eine Rolle beim Entstehen der **Parkinson-Erkrankung**, der **Alzheimer-Erkrankung**, der **Schizophrenie** und der **Epilepsie**. Die vorliegenden Daten lassen vermuten, dass Nikotin bei Parkinson, einer Krankheit, bei der die Dopamin produzierenden Neuronen abgetötet werden, von therapeutischem Wert sein könnte, weil Nikotin die Dopaminproduktion im Gehirn anregt.

Nikotin hilft auch bei Alzheimer, einer Krankheit, bei der es zu Plaque-Ablagerungen zwischen den Neuronen kommt, weil Nikotin die Proteine, die diese Ablagerungen bilden, daran hindert, sich miteinander zu verbinden. Nikotin kann auch Menschen helfen, die an Schizophrenie leiden, doch der genaue Mechanismus bleibt in diesem Fall unklar. Schließlich sollten Menschen, die an Epilepsie leiden, den Konsum von Nikotin vermeiden, weil es Anfälle auslösen kann.[16]

*

Es gibt weitreichende Beweise, dass Tabak schmerzlindernd wirken kann und, wie Rafael Chanchari sagt, bei der Linderung von Schlangenbissen und Bissen von stechenden Ameisen hilft. Die Menschen im Amazonasgebiet behandeln seit langem kranke und schmerzende Körperteile mit feuchten Tabakblättern oder Tabakpulverpflastern, die wie organische Nikotinpflaster funktionieren.

Wissenschaftler haben erkannt, dass Nikotin Schmerzen lindert, indem es auf die Nikotinrezeptoren der Nervenzellen im Gehirn und im Rückenmark wirkt. Morphium selbst wirkt, zumindest teilweise, durch die Ausschüttung von Acetylcholin, das auf dieselben Rezeptoren wirkt. Forschungsergebnisse deuten darauf hin, dass geringe Dosierungen von Nikotin, die Nichtrauchern in Form von Pflastern oder Nasenspray verabreicht werden, deren Bedarf an Morphium nach einem chirurgischen Eingriff verringern. Es gibt zudem Hinweise darauf, dass Menschen, die regelmäßig Tabak rauchen oder Nikotin konsumieren, ihre Nikotinrezeptoren desensibilisieren und eine Toleranz gegenüber der Wirkung von Nikotin entwickeln; aus diesem Grund profitieren sie nicht so stark wie unregelmäßige Konsumenten von der schmerzstillenden Wirkung.[17]

Es gibt außerdem handfeste Beweise dafür, dass Tabak, wie Rafael Chanchari bemerkte, Menschen beim Lernen helfen kann. Wissenschaftler bestätigen, dass Nikotin die Aufmerksamkeit und das Gedächtnis verbessern kann. Es erhöht die Hirndurchblutung; es setzt Glutamat frei, das die Verbindungen zwischen den Neuronen stärkt; es setzt xNoradrenalin frei, das die Aufmerksamkeit fokussiert; und es aktiviert Bereiche im Vorderhirn, von denen angenommen wird, dass sie der Kognition zugrunde liegen. Gemäß den Worten des Psychologen Marcello Spinella: »Nikotin, das wichtigste psychoaktive Alkaloid im Tabak, hat kognitionssteigernde Effekte.«[18]

Die Forschung bestätigt auch die Behauptung von Rafael Chanchari, dass Tabak »die männlichen und weiblichen Hormone stärkt« – allerdings hängt dieser Effekt davon ab, wie man die Pflanze verwendet.

Der Urologe Wei Wang und sein Team untersuchten eine große Gruppe von Männern und fanden heraus, dass Raucher mehr Gesamttestosteron und freies Testosteron haben als Nichtraucher. Sie fanden zudem heraus, dass die Art des Effekts von der Regelmäßigkeit des Konsums abhängt: »Rauchen kann zu einem akuten Anstieg des Testosteronspiegels führen, der jedoch bei chronischer Belastung durch Tabak durch Langzeitrauchen abnehmen kann. Daher hängen die Auswirkungen des Rauchens auf den Testosteronspiegel von der persönlichen Rauchgeschichte ab.« Eine andere Studie fand höhere Testosteron- und Östrogenspiegel bei Männern, die rauchen, im Vergleich zu denen, die nicht rauchen.[19]

Die Epidemiologin Judith S. Brand und ihrTeam untersuchten eine große Gruppe postmenopausaler Frauen und fanden heraus, dass Zigarettenrauchen sowohl deren Östrogenspiegel und auch Testosteronspiegel erhöhte, »wobei die höchsten Werte bei denjenigen beobachtet wurden, die die meisten Zigaretten rauchten«.[20] Sie stellten jedoch fest, dass die Östrogenspiegel bei starken Raucherinnen am höchsten waren, aber Frauen, die weniger als zehn Zigaretten pro Tag rauchten, niedrigere Östrogenspiegel aufwiesen als Nichtraucherinnen.

Die Forschung zeigt, dass Frauen größere Schwierigkeiten haben, mit dem Rauchen aufzuhören als Männer und ein intensiveres Verlangen verspüren; sie reagieren auch empfindlicher als Männer auf die belohnende Wirkung von Nikotin.

2017 schrieben die Neurobiologin Sara Cross und ihr Team: »Die präklinische Forschung hat sich überwiegend auf erwachsene Männer konzentriert [...]. Daher werden die genauen Mechanismen, die der einzigartigen Empfindlichkeit von Frauen gegenüber der Wirkung von Nikotin zugrunde liegen, kaum verstanden.« Sie schlagen jedoch eine mögliche Erklärung vor: »Es gibt einige Hinweise auf Wechselwirkungen zwischen zirkulierenden Hormonen oder der Phase des Menstruationszyklus mit dem Rauchverhalten und dem Erfolg der Raucherentwöhnung. Bei Frauen scheint Östrogen das Rauchverhalten zu fördern.«[21] Konkret neigen Frauen dazu, zu Beginn ihres Menstruationszyklus mehr zu rauchen als am Ende.

Es sind weitere Forschungen über die einzigartige Empfindlichkeit von Frauen gegenüber der Wirkung von Nikotin erforderlich.

*

Rafael Chanchari spricht davon, dass Tabak eine »natürliche chemische Substanz zum Sehen von Visionen« enthält. Bis vor kurzem hielten Wissenschaftler Nikotin oder Tabak nicht für ein Halluzinogen. Aber diejenigen, die sich mit den hohen Dosen von starkem, dunklem Tabak auskennen, die von Schamanen im Amazonasgebiet konsumiert werden, erkennen das Potenzial der Pflanze, Halluzinationen oder Visionen zu erzeugen. Wie der Anthropologe Johannes Wilbert es ausdrückte: »Es besteht kein Zweifel daran, dass Nikotin durch seine Wirkung auf das zentrale Nervensystem in der Lage ist, halluzinatorische eschatologische Szenarien kosmischen Ausmaßes zu erzeugen, und es bleibt die Frage, ob diese Wirkungen durch das Nikotinalkaloid direkt und/oder indirekt durch die Interaktion mit anderen Neurotransmittern als Acetylcholin verursacht werden.«[22]

Nikotin könnte durch seine Fähigkeit, chemische Stoffe im Gehirn wie Noradrenalin und Serotonin freizusetzen, die beide chemisch mit Halluzinogenen (Meskalin beziehungsweise Psilocybin) verwandt sind, einige der halluzinatorischen Wirkungen des Tabaks verursachen.

Außerdem wurden in mehreren Studien geringe Mengen der Alkaloide **Harman** und **Norharman** im Tabakrauch, aber nicht im Tabak selbst gefunden, was darauf hindeutet, dass diese Verbindungen bei der Verbrennung entstehen. Da beide eng mit den halluzinogenen **Harmala-Alkaloiden** verwandt sind, die in der Ayahuasca-Liane vorkommen, könnten sie zu den halluzinatorischen Wirkungen des Tabaks beitragen. Dennoch bleiben die neurologischen Mechanismen, die an der Fähigkeit des Schamanentabaks zur Erzeugung von Halluzinationen beteiligt sind, unklar. Derzeit betrachten die meisten Wissenschaftler, die mit dem Thema vertraut sind, Nikotin als die Verbindung, die Tabakvisionen auslöst.[23]

Gemäß den Worten des Anthropologen Christian Rätsch: »Die Wirkungen des Tabaks sind in erster Linie das Ergebnis des Nikotins. Niedrige Dosierungen des Tabaks erzeugen belebende und anregende Effekte, die das Hungergefühl unterdrücken. Bei mäßiger Dosierung kann es leicht zu Übelkeit, Erbrechen, Durchfall, Blutarmut und Schwindelgefühlen kommen. Hohe Dosierungen können zum Delirium mit Halluzinationen (vgl. *Nicotiana rustica*) und zum Tod durch Atemlähmung führen.«[24]

Der Anthropologe Martin Fortier kategorisierte kürzlich Halluzinogene, die im rituellen Kontext verwendet werden, nach den Gehirnrezeptoren, die sie beeinflussen. In die erste Kategorie ordnete er Psilocybin-Pilze, Ayahuasca, Peyote und den San-Pedro-Kaktus ein, welche die Serotonin-Rezeptoren stimulieren. In einer zweiten Kategorie platzierte er Datura, Tollkirsche, Alraune und Brugmansia, die Nikotinrezeptoren blockieren und dadurch Delirien und intensive Halluzinationen verursachen. Einer dritten Kategorie ordnete er den Tabak zu: »Mehrere Klassen von Substanzen sind sowohl atypisch als auch schwach halluzinogen (d. h. nur in sehr hohen Dosen halluzinogen). Die wichtigste dieser Substanzen ist der Tabak, der seine halluzinogenen Wirkungen durch die Stimulierung von Nikotin-Acetylcholin-Rezeptoren erhält. Verschiedene Arten von Nicotiana, die besonders viel Nikotin enthalten – und deshalb Visionen hervorrufen –, haben in den indigenen amerikanischen Kulturen einen zentralen Platz eingenommen.«[25]

Die Forscher sind sich zunehmend einig, dass starker dunkler Tabak als Halluzinogen wirken und bei denjenigen, die ihn konsumieren, Visionen hervorrufen kann.

*

Wie Rafael Chanchari neigen auch die Menschen im Amazonasgebiet dazu, Tabak als Medizin zu betrachten. Die anthropologische Literatur ist voll von Aussagen in diesem Sinne.

Für die Huni Kuin in Brasilien ist Tabak »die heilende Substanz überhaupt«. Für die Matsigenka in Peru ist »Tabak eine Medizin im wahrsten Sinne des Wortes«. Ganz allgemein gesprochen ist Tabak »die schamanische Pflanze schlechthin in Südamerika [...], ohne die keine schamanische Aktivität stattfinden kann«. Das Anblasen eines Patienten mit Tabakrauch oder das Auftragen von Tabaksaft auf den Körperteil, der zu leiden scheint, ist »die häufigste und am weitesten verbreitete Heilpraxis im gesamten Amazonasgebiet«.[26]

Es ist jedoch wichtig zu beachten, dass die Menschen im Amazonasgebiet dazu neigen, nicht radikal zwischen »Medizin« und »Gift« zu unterscheiden. Einige Sprachen im Amazonasgebiet verwenden ein und dasselbe Wort, um sich auf beide Konzepte zu beziehen. Die Menschen dort suchen üblicherweise nach bitteren, scharfen oder giftigen Pflanzen, um sie als Medizin zu verwenden. Aus ihrer Sicht ist der Tabak sowohl Gift- als auch Heilpflanze; wie Rafael Chanchari sagt, hat Tabak zwei Seelen, eine für die Medizin, die andere für die Bosheit.[27]

Dies deckt sich mit der Zweideutigkeit der ersten bekannten Verwendungen des Begriffs *pharmakon*, von dem wir die Wörter Pharmazie, Pharmazeutik und Pharmakologie ableiten.

Im Altgriechischen kann ***pharmakon*** gleichzeitig ein Heilmittel und ein Gift sein. Paracelsus machte dies später berühmt, indem er Gift und Heilmittel durch die Dosis unterschied. »Die Dosis macht das Gift«, so das Sprichwort.[28]

Die aktuelle wissenschaftliche Forschung bestätigt diese Ambivalenz und zeigt, dass Tabak und Nikotin Heilungspotenzial besitzen, aber auch Schaden und Tod verursachen können. Sie sind Medizin/Gift.

*

Viele von Rafael Chancharis Behauptungen über Tabak sind wissenschaftlich untermauert. Aber einige davon scheinen einer wissenschaftlichen Lesart weniger zugänglich zu sein, zumindest auf den ersten Blick.

Betrachten wir zum Beispiel das Konzept der Meisterpflanzen. Der Anthropologe Luis Eduardo Luna machte erstmals 1984 in seiner Studie über Mestizen-Schamanen im peruanischen Amazonasgebiet auf diesen Begriff aufmerksam und schrieb: »Unter ihnen gibt es diejenigen, die *vegetalistas* oder Pflanzenspezialisten genannt werden und die eine Reihe von Pflanzen verwenden, die

Ärzte- oder Meisterpflanzen genannt werden. Sie sind der Überzeugung, dass – wenn sie bestimmte Bedingungen der Isolation erfüllen und einer vorgeschriebenen Diät folgen – diese Pflanzen ›lehren‹ können, wie man Krankheiten diagnostiziert und heilt, wie man andere schamanische Aufgaben ausführt, gewöhnlich durch magische Melodien oder *icaros,* und wie man medizinische Pflanzen benutzt«.[29]

Meisterpflanzen sind jene, die den Menschen, die sie verzehren, Wissen übermitteln. Im Jahr 2011 identifizierte ein internationales Team von Wissenschaftlern 55 Arten, die als »Meisterpflanzen« und bei schamanischen Initiationen im peruanischen Amazonas verwendet wurden, darunter Tabak, Ayahuasca, Brugmansia, Stechapfel und Coca sowie mehrere nicht-psychotrope Pflanzenarten mit abführenden, stärkenden oder schützenden Eigenschaften.[30]

Viele Wissenschaftler schätzen das Konzept der »Meisterpflanzen« als zu radikal ein, wegen seiner »impliziten animistischen Wurzeln«, welche »die Grenzen der akademischen Orthodoxie verschieben«.[31] Aber im Falle des Tabaks genügt es, die kognitionsfördernden Wirkungen des Nikotins zu betrachten, um diese Ansicht zu überdenken. Angesichts der Tatsache, dass Nikotin den Menschen hilft, sich zu konzentrieren, sich zu erinnern und zu lernen, rückt die Idee, dass stark nikotinhaltiger Tabak als »Meisterpflanze« agieren kann, in den Fokus. Das Konzept mag immer noch eine Metapher sein, aber es beschreibt zuverlässig, was in unseren Köpfen vor sich geht, wenn wir die Pflanze konsumieren.

Während man sich zwischen dem Wissen des Amazonas und der Wissenschaft hin- und herbewegt, gibt es Momente, in denen man feststellt, dass korrepondierende Begriffe fehlen. Zum Beispiel spricht Rafael Chanchari von »Seelen« und »Geistern«, während die Wissenschaft keinen Platz für solche Begriffe hat. Doch wenn die Menschen im Amazonasgebiet von »Seelen« und »Geistern« sprechen, haben diese Wörter nicht genau die gleiche Bedeutung wie im Westen. Beide Begriffe sind westliche Konzepte, die auf einem fundamentalen Gegensatz zwischen Körper und Seele und zwischen Materie und Geist beruhen. Aber auch wenn die Menschen im Amazonasgebiet die unsichtbaren Entitäten, welche die lebenden Wesen beseelen, als »Geister« bezeichnen, betrachten sie diese nicht als grundlegend immateriell. Im Gegenteil, sie sind wesentlich für den Organismus, den sie beseelen, und wenn sie diesen verlassen, stirbt er. In der amazonischen Sichtweise ist das, was

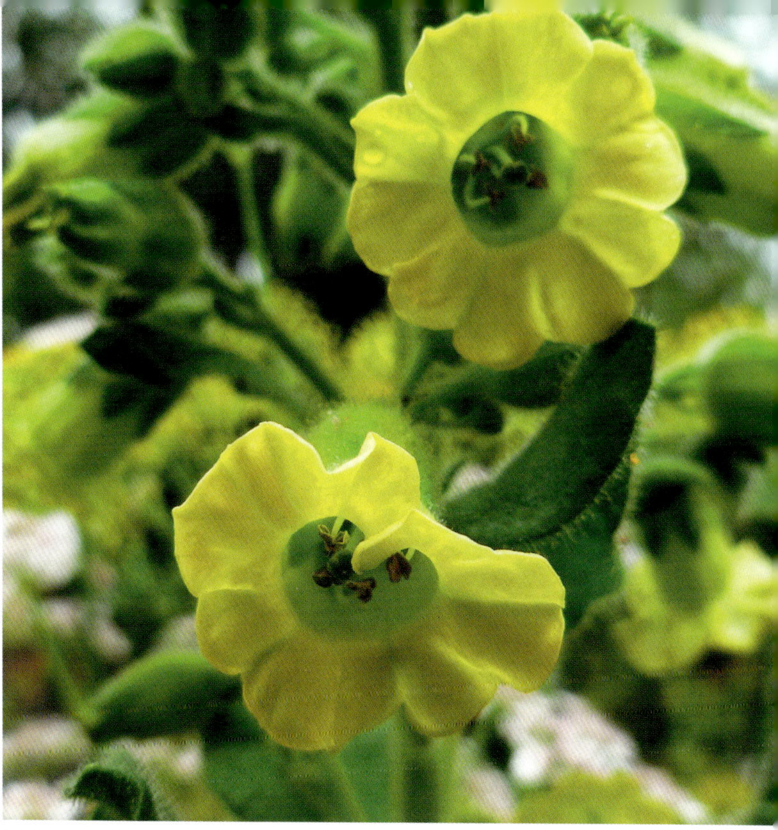

Blüten von *Nicotiana rustica*

diese Wesenheiten ausmacht, nicht ihre Immaterialität, sondern ihre Unsichtbarkeit.[32]

Als er gebeten wurde, dies zu kommentieren, antwortete Never Tuesta Cerrón, der Awajún-Leiter des Lehrerausbildungsprogramms, bei dem Rafael Chanchari angestellt ist: »Seit vielen Jahren denke ich darüber nach, wie ich die Vorstellungen, die wir Indigenen über die Seele oder den Geist der Pflanzen und Tiere haben, die in der Vergangenheit Personen waren, ins Spanische übersetzen kann. Wenn wir als Awajún-Volk den Mestizen unsere Vorstellungen erklären wollen, benutzen wir spanische Begriffe wie *alma* (Seele) oder *espíritu* (Geist). Auf Awajún sagen wir *wakani.* Wenn wir zum Beispiel erklären, dass es sich bei dem Foto um ein Bild von Dora handelt, sagen wir Dora *wakani.* Wenn wir davon sprechen, dass Doras Schatten von der Sonne erzeugt wurde, sagen wir Dora *wakani.* Um zu erklären, dass wir die Seele der vor

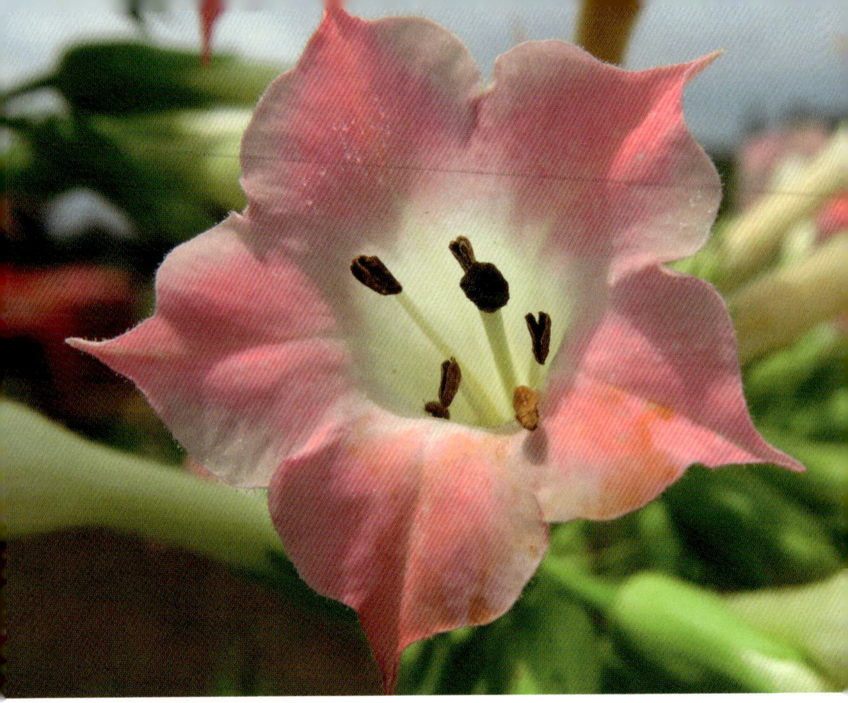

Blüte von *Nicotiana tabacum*

einiger Zeit gestorbenen Dora gesehen haben, sagen wir Dora *wakani.* Ebenso verwenden wir den Begriff *wakani,* wenn wir uns auf die Meisterpflanzen beziehen, die in der Vergangenheit Menschen waren, zum Beispiel *datema wakani,* was die Seele oder den Geist der Ayahuasca-Pflanze meint. Für mich liegt das Problem darin, dass unsere Gesprächspartner Seele oder Geist im religiösen Sinn verstehen. Für uns Awajún ist klar, dass eine Pflanze oder ein Tier, die in der Vergangenheit Menschen waren, *wakani* haben.«

Als Antwort auf diese Aussage meinte Rafael Chanchari: »Für uns Shawi ist es genauso, nur dass wir *wa'yan* sagen statt *wakani.*«

Die Anthropologen Lewis Daly und Glenn H. Shepard diskutierten kürzlich das Konzept der »Seele« der Matsingenka-Ethnie in Peru mit folgenden Worten: »Das Matsingenka-Wort für Geist oder Seele, *suretsi,* bezieht sich auch auf das Kernholz oder Mark einer Pflanze […]. *Suretsi* kann sich auf die pharmakologischen Prinzipien von medizinischen und giftigen Pflanzen beziehen. Wenn eine Pflanze in Wasser erhitzt wird, ›verunreinigt‹ oder ›infundiert‹ ihre Seele den Sud. Wenn eine Person den Sud trinkt, ›infundiert‹ die Seele der Pflanze, die sich in ihrem Geschmack, ihrem Geruch und ihrer Färbung manifestiert, den Körper mit dieser ganzheitlichen Substanz/Seele.«[33]

Wenn die Menschen im Amazonasgebiet Seele und Substanz als Synonyme betrachten, während Wissenschaftler eine absolute Unterscheidung zwischen den beiden machen, kann es schwierig werden, zwischen Wissenschaft und indigenem Wissen hin und her zu wechseln.[34]

Wie viele Menschen im Amazonasgebiet bezieht sich Rafael Chanchari auf die Mütter oder Besitzerinnen der Pflanzen – unsichtbare Wesenheiten, die für jede Art spezifisch sind und wie eine Persönlichkeit wirken. Wissenschaftler haben wenig Zeit für diese Art der Personifizierung, da ihre Hauptmethode darin besteht, das Gegenteil zu tun und zu objektivieren, was sie untersuchen. Für die Wissenschaft heißt »zu wissen, zu entsubjektivieren«[35], wie es der Anthropologe Eduardo Viveiros de Castro ausdrückte. Das bedeutet, dass eine wissenschaftliche Perspektive auf die »Mutter des Tabaks« wahrscheinlich nicht so bald verfügbar sein wird.

Es ist jedoch möglich, die Konzepte der Menschen im Amazonasgebiet ernst zu nehmen und Übereinstimmungen zu finden. Die Anthropologin Françoise Barbira Freedman befasste sich 2010 mit den Geschlechtszuschreibungen bei Schamanenpflanzen im peruanischen Amazonas, einem Thema, das bis dahin weitgehend ignoriert worden war. Sie fand weitgehende Übereinstimmungen mit Rafael Chancharis Einschätzung, dass die Mutter des Tabaks männlich ist. Sie schreibt: »Die umfassendste Ebene der Geschlechterkomplementarität von Pflanzen im Schamanismus des oberen Amazonas ist die zwischen Tabak und allen anderen ›Meisterpflanzen‹. Tabak wird als der männliche Katalysator betrachtet, der die Wirkung aller anderen schamanischen Pflanzen steigert. Lamista-Quechua-Schamanen sagen häufig, dass der Tabak der ›Vater aller Pflanzen‹ ist, ein männlicher Gefährte der ›Muttergeister‹ aller schamanischen Pflanzen.«[36]

Darüber hinaus widerspricht die Auffassung von Lebewesen als Personen oder Subjekte nicht notwendigerweise ihrer Auffassung als Objekte.[37] Die Betrachtung des Tabaks als Wesenheit, die von einer mächtigen und mehrdeutigen Persönlichkeit beseelt ist, widerspricht nicht der Betrachtung der Pflanze als Haufen von Alkaloiden. Tatsächlich können sich diese beiden Ansichten gegenseitig ergänzen. Durch die Personifizierung des Tabaks erlaubt der indigene Ansatz, eine Beziehung zur Pflanze zu entwickeln – und der Gefahr, die sie verkörpert, ein Gesicht zu geben.

Wie Rafael Chanchari sagt, kann Tabak die Menschen leicht in die Irre führen, und die Arbeit mit dieser mächtigen Pflanze erfordert Wissen, Disziplin und Konzentration. Die Personifizierung des Tabaks kann Menschen, die die Pflanze konsumieren, helfen, dies auf eine weniger schädliche und konstruktivere Weise zu tun. Rauchern zu helfen, Respekt vor der »Mutter des Tabaks« zu gewinnen, kann genauso produktiv sein, wie ihnen zu sagen: »Du solltest das Rauchen vermeiden, weil Nikotin süchtig macht und Rauchen Krebs verursacht.«

Letztlich hängt der Standpunkt zu dieser Frage von der eigenen Weltanschauung ab. Diejenigen, die an einer ausschließlich materialistischen Position festhalten und Pflanzen und Tiere als Objekte und nicht als Subjekte betrachten wollen, können dies tun. Und es könnte sie interessieren, dass die von Rafael Chanchari als »Mutter des Tabaks« identifizierte Raupe, der Tabakhornwurm *(Manduca sexta)*, ein spezifisches Protein namens CYP6B46 produziert, das an Nikotin bindet und es neutralisiert. Dadurch kann die Raupe ungestraft Tabakblätter fressen und einen nikotinhaltigen Atem ausatmen, der räuberische Spinnen abschreckt. Die Beherrschung des Nikotins durch dieses Insekt ist noch immer nicht vollständig geklärt, obwohl sich Wissenschaftler seit mehr als fünfzig Jahren damit beschäftigen.[38] Aber die Vorstellung, dass Manduca irgendwie den Tabak »besitzt«, erscheint weniger weit hergeholt, wenn man die molekularen Grundlagen seiner Beherrschung kennt.

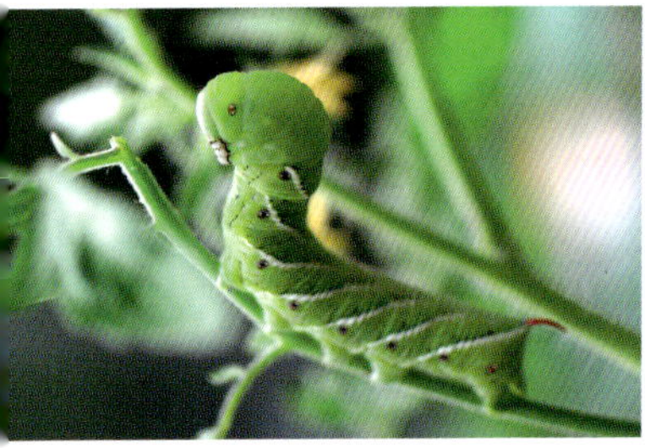

Tabakhornwurm *(Manduca sexta)*

*

Zum Schluss noch ein Gesundheitshinweis. Tabak ist eine Pflanze, deren Konsum gefährlich ist. Das Rauchen von Industriezigaretten schädigt fast jedes Organ im Körper, verursacht viele Krankheiten, einschließlich zahlreicher tödlicher Formen von Krebs, und reduziert die Gesundheit und die Lebenserwartung der Raucher. Sogar das Rauchen von unverfälschtem Tabak ist nicht sicher; wie Rafael Chanchari sagt: »Das Einatmen von Rauch ist nicht so gut für die Gesundheit.«

Die Verwendung von **elektronischen Zigaretten** zum Konsum von Nikotin kann die Entstehung der krebserregenden Nebenprodukte der Verbrennung vermeiden, aber sie bringt ihre eigenen spezifischen Toxizitätsprobleme mit sich. Sie verursacht auch eine Entzündung der Lunge, beeinträchtigt ihre Fähigkeit, Infektionen abzuwehren, und erhöht das Risiko einer Nikotinüberdosis sowie von Krampfanfällen.

Selbst »medizinisches Nikotin« in Form von Hautpflastern, Kaugummi oder Nasensprays kann schwerwiegende Nebenwirkungen haben und zu Überdosierungen führen, wenn es gleichzeitig mit dem Rauchen von Zigaretten verwendet wird. Kau- und Schnupftabak sind mit eigenen Risiken verbunden (siehe im Anhang die Übersicht über die Gesundheitsrisiken von E-Zigaretten, Schnupftabak, *Rapé* und *Snus*). Es gibt keine völlig sichere und risikofreie Art, Tabak oder sein Hauptalkaloid Nikotin zu konsumieren. Schon der Umgang mit grünen Tabakblättern kann Kopfschmerzen, Übelkeit und Erbrechen hervorrufen, eine Form der Vergiftung, die als *Green Tobacco Sickness* (Grüne Tabakkrankheit) bekannt ist.[39]

So ist es mit Meisterpflanzen. Sie sind mächtige, gefährliche Wesenheiten. Man kann sich mit ihnen verbünden und umsichtig und respektvoll mit ihnen arbeiten, aber man wird nie Herr über sie. Im besten Fall kann man vermeiden, von ihnen beherrscht zu werden.

Mit diesem kleinen Buch wollen wir die Menschen nicht dazu anregen, Tabak oder Ayahuasca oder irgendeine andere psychotrope Pflanze zu konsumieren. Vielmehr wollen wir diejenigen, die sich für diese machtvollen Pflanzen interessieren, dazu ermutigen, mehr über die Risiken und Möglichkeiten zu erfahren, die mit ihnen einhergehen.

Nicht zuletzt beklagen wir den Konsum von Fertigzigaretten, die eine abgeschwächte Version einer machtvollen Meisterpflanze darstellen, meist mit industriellen Chemikalien versetzt. Zigaretten sind eine Travestie des Tabaks, die unter allen Umständen vermieden werden sollte.

Fußnoten

1 Vgl. Leffingwell 1999. Zur Liste der 599 von der US-Regierung zur Verwendung bei der Herstellung von Zigaretten geprüften Zusatzstoffe siehe Benavidez 2013, S. 132ff., oder Wikipedia unter »Liste der Zusatzstoffe in Zigaretten«. Zusatzstoffe machen etwa 10 Prozent der rauchbaren Materie industrieller Zigaretten aus.

2 Ein großer Teil der Nicotiana-Arten kommt nur in Südamerika vor, dem Kontinent, der als Geburtsstätte des menschlichen Tabakgebrauchs betrachtet wird – vgl. Oyuela-Caycedo & Kawa 2015 und Berlowitz et al. 2020. Vgl. Sun et al. 2018 zu einer Analyse der Inhaltsstoffe des Tabakalkaloids und Wilbert 1987, S. 137 zur Toxizität des Nikotins. Gemäß Benowitz et al. 2009 besteht das Alkaloidgemisch in kommerziellem Zigarettentabak zu 95 Prozent aus Nikotin, und »in den meisten Tabakzweigen sind Nornikotin und Anatabin die am häufigsten vorkommenden Nebenalkaloide, gefolgt von Anabasin« (S. 2). Laut Leffingwell 1999 und Charlton 2004 könnte es sein, dass sich die Wirkungen des Tabaks von denen des Nikotins als Einzelsubstanz unterscheiden. Die meisten wissenschaftlichen Studien sind rein auf Nikotin ausgerichtet, doch die zahlreichen anderen im Tabak enthaltenen Substanzen könnten durchaus zu dessen Wirkungen beitragen – siehe Anmerkung 23 unten.

3 Vgl. Ujváry 1999 und Albuquerque et al. 2009 zur Rolle des Nikotins als Insektizid.

4 Vgl. Pendell 1995, S. 33 sowie Taghavi et al. 2012 zum Nikotingehalt in Zigaretten.

5 Le Couteur & Burreson 2004, S. 259

6 Tabak enthält etwa 4000 verschiedene Substanzen, und Zigarettenhersteller fügen etwa 600 Chemikalien hinzu, um den Tabak zu verwässern; doch der Rauch einer brennenden Zigarette enthält mehr als 7000 Chemikalien, von denen mindestens 250 als schädlich bekannt sind, zum Beispiel Hydrogencyanid, Arsen, Benzen, Kadmium, Chrom, Formaldehyd, Polonium-210 und Vinylchlorid. Das bedeutet, dass brennende Zigaretten neue, oft toxische Substanzen erzeugen – vgl. National Cancer Institute 2017 und American Lung Association 2020.

7 Vgl. Wilbert 1987, S. 46–48, 124.

8 Pendell 1995, S. 33.

9 Vgl. Papke 2014 und Changeux 2012.

10 Vgl. Trimarchi & Meeker-O'Connell 2001.

11 Das Zitat stammt aus Wessler et al. 2001, S. 2. Vgl. auch Wessler & Kirkpatrick 2009; Albuquerque et al., 2009; Zemkova et al., 2013; Mishra et al., 2015.

12 Graham 2007; Farsalinos et al. 2020a.

13 Das Zitat stammt aus Perman 2001, S. 1. Vgl. auch Graham 2007.

14 Vgl. Farsalinos et al. 2020a und 2020b; Kalra et al. 2004; Changeux et al. 2020; Tindle et al. 2020; Patanavanich & Glantz 2020; Oliveira et al. 2020; Usaman 2020; Velasquez-Manoff 2020; Dance 2020. Die Studie von Sterne et al. 2020 bestätigt, dass Kortikosteroide, welche die Nikotinrezeptoren stimulieren, die Sterblichkeit unter schwer an Covid-19 erkrankten Patienten verringern.

15 Einige Berichte legen nahe, dass Raucher und Personen, die E-Zigaretten rauchen, einer höheren Covid-19-Gefahr ausgesetzt sind, insbesondere Teenager und junge Erwachsene – vgl. Patanavanich & Glatz 2020 sowie Adams et al.2020.

16 Vgl. Carlson & Kraus 2018; Quik et al. 2008; Newhouse et al., 2012; Koukouli et al. 2017. Letztere behaupten, dass Nikotin Rezeptoren in denjenigen Gehirnarealen stimuliert, wo Schizophrenie verminderte Aktivität auslöst. Iha et al., 2017 und FDA 2019 bringen Nikotin mit Anfällen in Verbindung. Vgl. Benowitz 2008; Ditre et al. 2016; Wilbert 1991.

17 Vgl. Benowitz 2008; Ditre et al. 2016; Wilbert 1991.

18 Spinella 2001, S. 187. Vgl. auch Valentine & Sofuoglu 2018; Newhouse et al. 2012; Heishman et al. 2010; Leary 1997.

19 Das Zitat stammt aus Wang et al. 2013, S. 575. Vgl. auch Shiels et al. 2009.

20 Brand et al. 2011, S. 3187. Es ist wichtig zu erkennen, dass der erhöhte Gehalt von zirkulierenden Östrogenen im engen Zusammenhang mit erhöhtem Brustkrebsrisiko bei Frauen nach der Menopause steht – siehe Travis & Key 2003.

21 Cross et al. 2017, S. 432, 430

22 Wilbert 1991, S. 185.

23 Janiger & Dobkin de Rios (1976) berichteten vom Vorkommen geringer Mengen der Harmala-Alkaloide Harmalin und Norharmalin in kommerziellen Tabaksorten und ihrem Rauch, in dem der Gehalt 40- bis 100-mal höher war als in den Tabakblättern, und sie stellten die Behauptung auf, dass diese Alkaloide die halluzinogenen Wirkungen des Schamanentabaks erklären könnten. Das Vorkommen von Harmalin und Norharmalin im Tabakrauch wurde von Herraiz & Chaparro (2005) bestätigt, die nahelegten, dass diese Substanzen zu den antidepressiv-ähnlichen und neuroprotektiven Wirkungen des gerauchten Tabaks beitragen könnten. Sisson & Severson (1990) fanden diese Alkaloide in einer Probe von 64 *Nicotiana*-Arten jedoch nicht vor, ebensowenig Sun et al. (2018), die den Alkaloidgehalt von drei *Nicotiana-tabacum*-Arten untersuchten.

24 Rätsch 2017, S. 388.

25 Fortier 2018, S. 4.

26 Die jeweiligen Zitate sind von Lagrou 2004, S. 262; Shepard 1998, S. 325; Barbira Freedman 2010, S. 151–152; Lenaerts 2006, S. 11.

27 Vgl. Daly & Shepard 2019, S. 15, die das Konzept des Amazonas zu Medizin und Gift diskutieren.

28 Vgl. Noorani 2020 und Derrida 1981.

29 Luna 1984, S. 135.

30 Vgl. Jauregui et al., 2011.

31 Tupper und Labate 2014, S. 6.

32 Vgl. Lenaerts 2006, S. 2, 12; Lenaerts 2004, S. 156.

33 Daly & Shepard 2019, S. 14.

34 Vgl. McGonigle 2015; Tresca et al. 2019.

35 Viveiros de Castro 2015, S. 42.

36 Barbira Freedman 2010, S. 151.

37 Vgl. Hornberg 2006.

38 Vgl. Kumar 2013.

39 Vgl. Leonard (2017) zur Nikotinüberdosierung durch elektronische Zigaretten, Pflaster und Kaugummi; Wang et al. (2020) und Gotts et al. (2019) zu elektronischen Zigaretten und Lungenentzündung; FDA (2019) zu elektronischen Zigaretten und Anfällen; McBride et al. (1998) zur Grünen Tabakkrankheit.

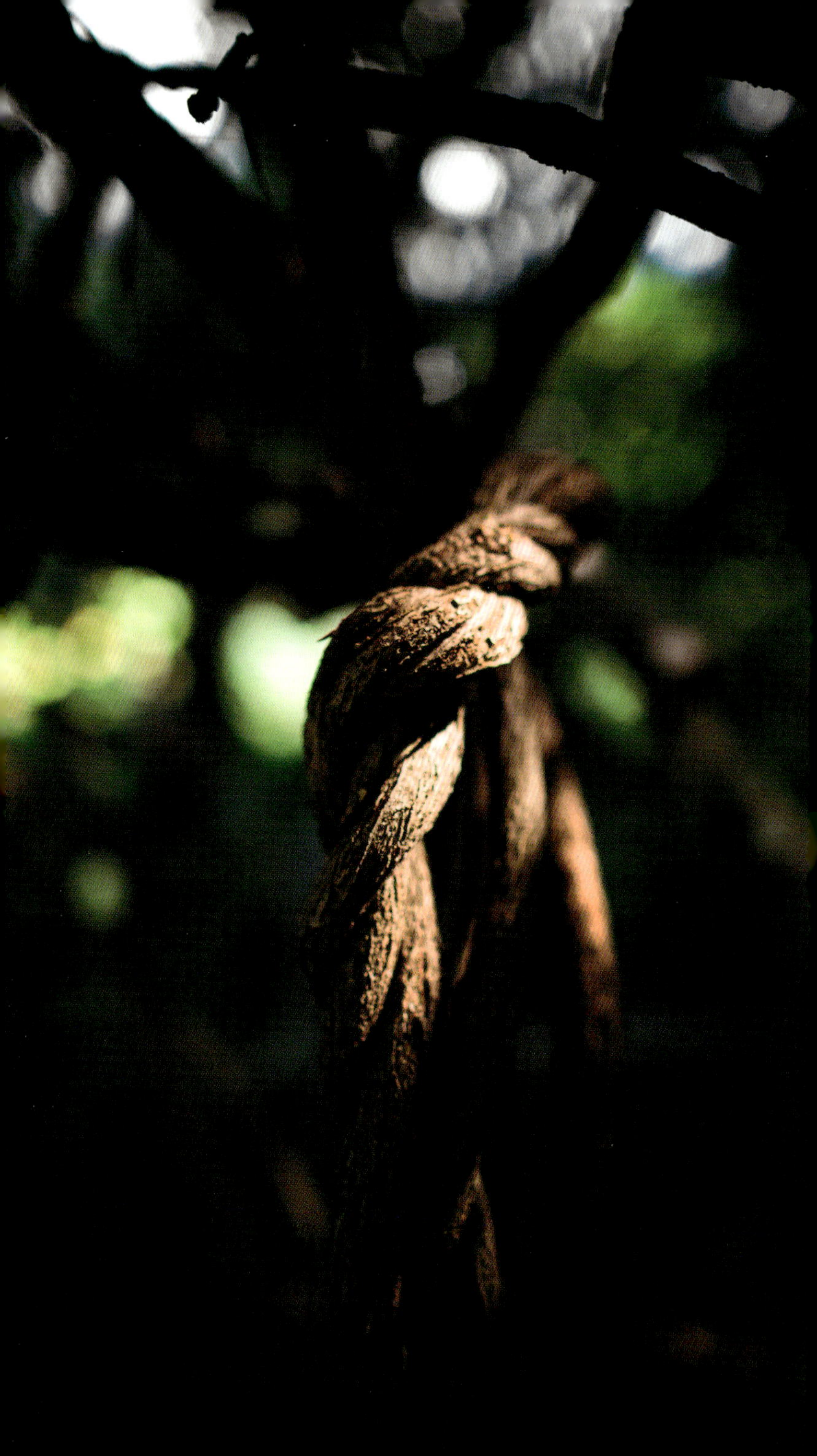

Kapitel 3
Reinigung mit zwei Seiten

Fast ein Jahr nach unserem ersten Gespräch über Tabak trafen Rafael Chanchari und ich uns erneut, dieses Mal an einem Wochentag, abends im Innenhof eines Hotels in Iquitos. Er trug eine khakifarbene Hose und ein weißes, kurzärmeliges Hemd, aus dessen vorderer Tasche ein paar Stifte hervorlugten. Wir setzten uns zusammen an einen ruhigen Tisch. Wir waren die einzigen Gäste in dem Lokal. Ein paar Tische weiter surrte ein Standventilator vor sich hin.

Als erstes sagte ich, dass in letzter Zeit zahlreiche Menschen außerhalb des Amazonasgebiets ein Interesse an Ayahuasca entwickelt hätten und dass es mir wichtig erscheine, dass sie Stimmen amazonischer Indigener zu diesem Thema hören könnten.

Er nickte zustimmend.

Meine erste Frage bezog sich auf die Ayahuasca-Liane selbst, die von Botanikern als eine einzige Art (*Banisteriopsis caapi*) angesehen wird, im Gegensatz zu den Amazonas-Experten, die eine Reihe von Sorten anerkennen. Ich bezog mich auf die verschiedenen Tabaksorten, die er in unserem ersten Gespräch beschrieben hatte – einige zum Heilen, andere zum Zufügen von Schaden –, und fragte, ob es mit Ayahuasca genauso sei.

»Ja«, entgegnete er, »es gibt viele Sorten von Ayahuasca: Himmel, Donner, *mariri,* Blitz, mit unterschiedlichen Eigenschaften. Man kann sie durch ihre Farbe unterscheiden; grob gesagt, gibt es schwarzes und gelbes Ayahuasca, aber wenn man ins Detail geht, gibt es eine ganze Reihe. Gelbes Ayahuasca wird ›Himmel‹ (*cielo*) genannt; so heißt es auf Spanisch, *cielo ayahuasca*; es ist für die Medizin, um Visionen zu haben. Das ist das, was ich trinke, und in meinem Garten pflanze ich nur ›Himmel‹ an, und nicht die anderen Sorten, die Bosheit und Zauberei und all das lehren; wir trinken das nicht, aber es gibt Leute, die das tun.«

»Ist es einfach, den Unterschied zwischen Himmel-Ayahuasca und schwarzem Ayahuasca zu erkennen, indem man nur die Lianen betrachtet?«

»Himmel-Ayahuasca ist gelb, wenn man die Liane abkratzt, während schwarzes Ayahuasca eine dunkle Farbe hat. Es gibt mehrere Arten von schwarzem Ayahuasca: Donner-Ayahuasca und *mariri*-Ayahuasca, und beide haben kurze Knoten. Sie sind leicht an ihrer Farbe und Form zu unterscheiden.«

»Ist es für Ausländer gefährlich, Ayahuasca zu trinken, ohne über diese Unterschiede Bescheid zu wissen?«

»Ja, es ist gefährlich, es ist riskant. Ich habe dazu etwas erlebt, von dem ich dir erzählen kann. Ich fing an, Ayahuasca zu nehmen, weil mein Großvater ein *ayahuasquero* war, und ebenso mein Onkel. Also begann ich zu trinken, und dann begegnete ich einem Lehrer, Fermín Murayari Aguiler, dessen Vater Kukama und dessen Mutter Piro war. Er war ein *médico*. Ich hatte die Gelegenheit, ein paar Wochen mit ihm zu verbringen. Ich sagte zu ihm: ›Maestro, ich möchte lernen.‹ Er meinte: ›Ich werde dich unterrichten, aber nicht ich werde derjenige sein, der dich lehrt, sondern der Geist des Ayahuasca wird dich prüfen und sehen, was für ein Mensch du bist und ob du lernen kannst. Dann wirst du lernen.‹

Maestro Fermín und ich tranken etwa fünfzehn Mal zusammen. Eines Abends schimpfte er mit mir: ›Warum lernst du Zauberei? Das ist nicht gut, denn du wirst Kinder töten, und die Eltern werden darunter leiden. Du wirst Ehefrauen umbringen, und die Männer werden leiden. Du wirst Männer töten, und die Ehefrauen und Kinder werden leiden. Und du wirst nicht lange zu leben haben, denn sie werden dich umbringen, sie werden dir eine Kugel verpassen.‹ Während ich ihm zuhörte, schwirrte mir der Kopf vom Ayahuasca. Am nächsten Tag fragte ich ihn: ›Maestro, warum hast du diese Dinge letzte Nacht gesagt?‹ Er entgegnete: ›Ich habe diese Dinge gesagt, weil ich sah, dass du Zauberei lernst.‹ Ich sagte: ›Maestro, ich habe nicht angefangen, Ayahuasca zu nehmen, um Zauberei zu lernen, sondern um Visionen zu haben, zu wissen, wie Ayahuasca im Innersten ist, in der spirituellen Welt. Deshalb habe ich getrunken, und deshalb trinke ich weiter. Jetzt, da du sagst, dass ich Zauberei lerne, möchte ich, dass du mich reinigst.› Maestro Fermín sagte: ›Ich werde dich reinigen. Und wir werden weiter trinken.‹

Und in den folgenden Tagen schwitzte ich jedes Mal, wenn ich trank, wie nie zuvor. Normalerweise schwitze ich nie. Aber in diesen Tagen schwitzte ich sehr viel, und so reinigte er mich. Während er das tat, durchlief ich eine Menge Tests; es sind intensive Prüfungen, denen man sich stellen muss. Ich hatte Angst. Ich konnte die ganze kosmische Welt sehen, und sie enthielt so viel Leid, dass ich es entmutigend fand. Das war eine Prüfung. Fast hätte ich meinem Lehrer gesagt, dass ich mit dem Trinken aufhören

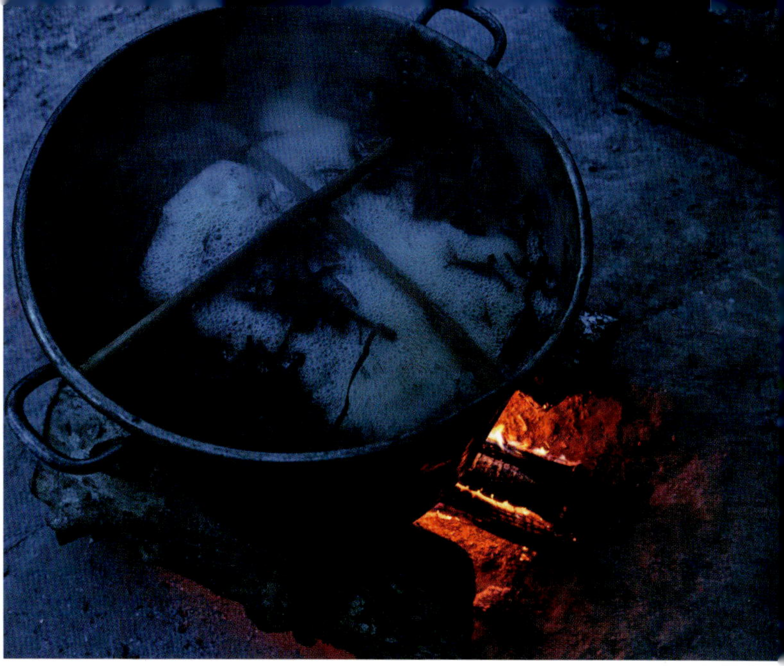
Der Ayahuasca-Sud köchelt nachts über dem Feuer.

würde. Aber dann beschloss ich, noch ein letztes Mal zu trinken, und wenn es nicht gut ginge, würde ich aufhören. Und diese Nacht war die beste. Ich sah kein Leiden mehr, alles wurde transparent, klar und ruhig. Der Geist sagte zu mir: ›Jetzt setze es in die Praxis um, nimm Kontakt zu den Menschen auf, mit denen du verbunden sein möchtest.‹ Ich erinnere mich, dass ich Encarnación Yumi Tangoa anrief. Als ich im Geiste seinen Namen rief, antwortete er nicht, aber dann sah ich Lichter, die näher kamen, und dahinter hörte ich ihn sagen: ›Warum hast du mich gerufen?‹ Ich antwortete: ›Ich rufe dich, weil ich übe, wie man mit Menschen geistig in Kontakt tritt.› Er sagte: ›Ah, sehr gut. Du lernst. Lerne. Das wird dir helfen, ein Mann zu sein.‹ Dann ging er. Ich rief verschiedene Leute an. Manchmal bedrohten mich die, die auftauchten: ›Warum rufst du? Du hast kein Recht, mich zu rufen. Du störst mich bei meiner Arbeit. Deshalb wirst du sterben.‹ Ich hatte Angst, dass ich sterben würde, aber Maestro Fermín hatte mir gesagt, ich solle mich verteidigen. Also verteidigte ich mich, indem ich sagte: ›Nein, ich muss nicht sterben, denn welchen Schaden habe ich angerichtet? Überhaupt keinen. Ich erkunde nur meine Fähigkeit, Kontakt mit dir aufzunehmen.‹ Und der Maestro blies *mapacho*-Rauch auf mich und sagte: ›Das ist der Weg, um Kontakt aufzunehmen, sich zu verteidigen und aus der Ferne zu sehen.‹ So habe ich gelernt, mit Ayahuasca umzugehen. Es kann also für Ausländer, die hierherkommen, um Ayahuasca zu trinken, sehr gefährlich sein. Sie können lernen, wie man Zauberei betreibt und anderen Menschen Schaden zufügt.«

»Was würdest du Ausländern raten, um diese Gefahr zu vermeiden?«

»Vor allem sollten sie fragen, welche Art von Ayahuasca sie trinken werden. *Médicos* können nicht lügen. Das ist eines der Dinge, die Ayahuasca dir sagt: Täusche nicht. Du musst ehrlich sein. Das ist es, was Ayahuasca sagt, und das bedeutet, dass man die Leute nicht in die Irre führen kann. Wenn du schwarzes Ayahuasca trinkst, musst du den Leuten sagen, dass es schwarzes Ayahuasca ist. Und wenn es gelbes Ayahuasca ist, das Himmel-Ayahuasca, musst du ihnen sagen, dass sie Himmel-Ayahuasca trinken. Und Ausländer sollten sich entscheiden, Himmel-Ayahuasca zu trinken.«

Ich fragte Rafael Chanchari nach den Risiken des Trinkens von Ayahuasca gemischt mit *toé* (*Brugmansia suaevolens*), einer daturaähnlichen Pflanze.

»*Toé* hat eine längere Wirkungszeit«, antwortete er. »Mit *toé* dreht sich dein Kopf für ein oder zwei Tage, sogar für drei Tage, und manchmal für eine Woche. Es ist nicht gut für einen Menschen, so lange in einem solchen Zustand zu sein, betrunken und in schlechter Verfassung. Es ist nicht empfehlenswert, das zu trinken; es bringt keinen Vorteil, das zu tun. Und es gibt andere Leute, die *Chiric Sanango* (*Brunfelsia grandiflora*) in ihr Ayahuasca mischen, was Schwindel und starke Kälte bewirkt. Das ist gefährlich. Persönlich mag ich die Kälte nicht, sie hat keinen Wert. Man sollte die Menschen nicht so leiden lassen. Manche Leute tun das, weil sie experimentieren wollen, aber ich würde sagen, dass auch das keine gute Idee ist, weil es zu einem kalten Schwindel mit kaltem Schweiß führt. Wenn man alle möglichen verschiedenen Pflanzen zu Ayahuasca hinzufügt, wird das Gebräu nicht stärker; stattdessen wird es den menschlichen Körper leiden lassen, und das bedeutet, Risiken einzugehen. Vielleicht ist das der Grund, warum Menschen gestorben sind. Es ist besser, einfaches Ayahuasca zu trinken, das vier Stunden anhält, danach ist man wieder normal. Warum sollte man so viele Dinge hinzufügen und Risiken eingehen?

Wenn Menschen Herzkrankheiten haben, oder hohen Blutdruck, oder zu viel Cholesterin, dann ist es für sie riskant, Ayahuasca gemischt mit vielen anderen Pflanzen zu trinken. Es ist

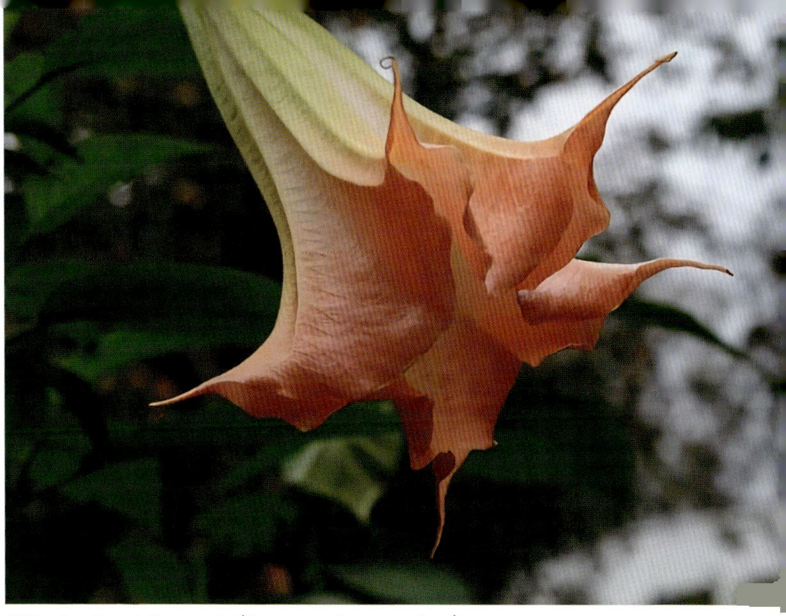

Blüte der Engelstrompete (*Brugmansia suaevolens*)

besser, das einfache Gebräu zu trinken, Ayahuasca gemischt mit *chacruna* (*Psychotria viridis*), oder Ayahuasca gemischt mit *yagé* (*Diplopterys cabrerana*). Ich trinke das eine oder das andere.«

Wie andere Menschen im Norden des peruanischen Amazonasgebietes nannte Rafael Chanchari eine der Pflanzen, die dem Gebräu zugesetzt werden, *yagé*. Im benachbarten Kolumbien hingegen verwenden die Menschen das Wort *yagé* oder *yajé*, um sich auf die Ayahuasca-Liane selbst zu beziehen, sowie auf das Gebräu, das daraus hergestellt wird. Das kann für Außenstehende verwirrend sein. Aber ich wollte nicht, dass sich unser Gespräch in Fragen der Terminologie verliert.

»Wie ist es, Ayahuasca ohne *chacruna* zu trinken, nur aus der Liane hergestellt?«, fragte ich.

»Reines Ayahuasca zu trinken ist eine Praxis bei den Völkern der Wampis, Awajún und Achuar. Sie bereiten reines Ayahuasca zu und trinken es, dann gehen sie zum Schlafen in den Wald auf der Suche nach Visionen.«

»Hast du das probiert?«

»Einmal habe ich reines Ayahuasca in Zungaro mit einem Awajún-Freund und einigen Kollegen getrunken. Ich habe etwa acht Tassen getrunken, aber ich habe mich nicht übergeben. Und danach wollte ich nicht mehr trinken, weil ich Angst hatte, dass

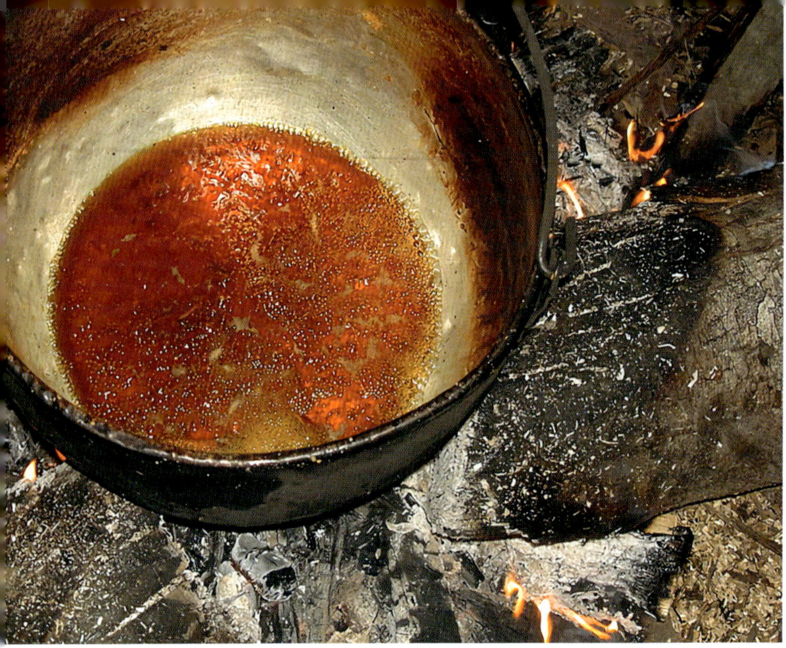

Köchelnder Ayahuasca-Sud

etwas passieren könnte. Also schlief ich ein, und dann sagte mir ein Geist, dass ich mindestens vier weitere Tassen hätte trinken sollen, wenn ich Visionen haben und als Heiler arbeiten wollte. Das war in einem Traum, den ich hatte. So ist es bei den Awajún-Leuten, das ist ihre Praxis. Sie bringen ihre jungen Leute an einen abgelegenen Ort im Wald, um zu trinken und dann zu schlafen; und manchmal begegnen sie in ihren Träumen diejenigen, die sie *arutam* nennen, das heißt, Geister der Ahnen, die Botschaften übermitteln, zum Beispiel, ein Krieger zu werden, oder ein harter Arbeiter, oder ein Baumeister, oder gut zu leben und ein guter Mensch zu sein. Das sind die Arten von Dingen, die sie in Visionen finden. Aber es gibt auch Individuen, die *iwishin* genannt werden.«

»Und wenn man nur die Liane trinkt, hat man dann auch Visionen?«

»Es lässt einen träumen. Wenn einem vom Trinken richtig schwindelig wird, schläft man ein, und dann träumt man. Oder manche Leute gehen in den Wald und der Geist führt sie. Und während sie gehen, spüren sie eine Präsenz. Ein Awajún-Freund erzählte mir zum Beispiel, dass er im Wald war, nachdem er reines Ayahuasca getrunken hatte, und er fühlte und sah, wie etwas wie ein Donner auf ihn einschlug. Das ist es, was sie Träumen nennen. Und in diesem Moment empfing er eine Botschaft, und seine Trunkenheit verschwand.«

»War die Botschaft eine Stimme?«

»Ja, es war eine Stimme. Aber zuerst war es, als habe ihn ein Blitz getroffen, und es donnerte, und dann hörte er die Botschaft. Das ist für die Awajún das Auftreten von Visionen.«

»Ist es deiner Erfahrung nach gut für die Gesundheit, nur die Liane zu trinken?«

»Es ist gut für die Gesundheit, es stärkt dich und schenkt dir Visionen. Aber es braucht jemanden mit Erfahrung, um es zu organisieren, einen *waimaku,* jemanden, der *arutam*-Visionen gehabt hat. Die Person, die das Ayahuasca erntet, muss fasten und kann nur *mapacho* rauchen. Diejenigen, die die Lianen schaben und zerstampfen, und die das Feuerholz zum Kochen sammeln, müssen ebenfalls fasten. Am zweiten Tag kochen sie das Ayahuasca in einem Kessel. Sie bedecken die zerstampften Reben mit Wasser, kochen die Flüssigkeit auf ein Drittel ihres Volumens ein, trennen sie von den Lianen, indem sie sie in einen separaten Kessel gießen, und kochen sie weiter ein. Dann bedecken sie die Lianen ein zweites Mal mit Wasser und wiederholen den Vorgang. Sie verbringen den ganzen Tag damit, das Ayahuasca auf diese Weise zu kochen und fasten die ganze Zeit. Bei Einbruch der Dunkelheit gehen sie in die Hütte, die sie für diese Gelegenheit gebaut haben, und trinken das Ayahuasca. Dann legen sie sich auf ihre Matten und schlafen ein. Der *waimaku* wacht über sie und singt für sie. Diejenigen, die gute Träume haben, wachen auf und gehen auf dem Pfad im Wald spazieren, um Visionen zu finden. Dies ist ein wichtiges Ereignis für die Awajún-Leute, und es erfordert Hingabe, es durchzuführen. Aber wir Shawi-Leute praktizieren das nicht.«

»Wie oft trinkst du Ayahuasca?«

»Früher, als ich mich dem Studium von Ayahuasca gewidmet habe, habe ich zweimal pro Woche getrunken. Aber jetzt habe ich viel zu tun, deshalb trinke ich nur gelegentlich. Als ich lernte und zweimal pro Woche trank, war ich sehr dünn, und das ist riskant, weil man eine Diät macht und keine nahrhaften Lebensmittel zu sich nimmt. Ich habe das gemacht und fand es sehr schwierig. Es ist besser, zweimal im Monat zu trinken.«

Die Menschen im peruanischen Amazonasgebiet bezeichnen Ayahuasca üblicherweise als *la purga,* also fragte ich Rafael Chanchari, ob das Entschlacken ein wichtiger Teil der medizinischen Wirkung des Gebräus sei.

»Ja, es reinigt den Magen von all den Unreinheiten, die wir mit unserem Essen und Trinken aufnehmen. Schau, wenn du entschlacken willst, wenn du deinen Magen reinigen willst, um Ayahuasca zu trinken, brauchst du nicht so lange Diät zu halten, du kannst essen und trinken. Und wenn du Ayahuasca auf vollen Magen trinkst, wirst du dich innerhalb von dreißig Minuten oder so übergeben und zur Toilette gehen, und das wird dich reinigen, aber es wird dich nicht schwindelig machen. Und wenn du ein Gebräu trinkst, das nur aus den Blättern der Ayahuasca-Liane hergestellt wird, ist das großartig zum Entschlacken. Es macht dich nicht betrunken, aber es schickt dich auf die Toilette für eine komplette Reinigung. Es entleert dich.«

»Ist das gut für die Gesundheit?«

»Eindeutig, denn es reinigt den Magen und den Darm. Einmal ging ich ins Krankenhaus, um überprüfen zu lassen, ob ich irgendwelche Parasiten hatte. Die Ergebnisse zeigten, dass ich keine hatte. Meine Eingeweide waren sauber nach all den Jahren, in denen ich Ayahuasca getrunken hatte.«

Ich schenkte uns beiden ein Glas Wasser ein und machte eine Pause. »Und was kann man aus der Arbeit mit dieser Pflanze lernen?«, fragte ich und lenkte das Gespräch auf die Tätigkeit von Ayahuasca als Meisterpflanzen.

»Man kann *icaros* (Heilgesänge) lernen. Ich habe *icaros,* die mir kein Mensch beigebracht hat. Und ich habe auch gelernt zu heilen, ich kümmere mich um die Leute, wenn sie krank werden und sich schlecht fühlen, und dann geht es ihnen besser. Es ist das Gleiche, wenn sie unter Angst leiden. Ayahuasca lehrt dich auch, Rheuma und Diabetes zu heilen; wenn du Ayahuasca trinkst, sagt es dir: ›Dieser Person ist unwohl, und sie muss diese und jene Pflanze einnehmen.‹ Man lernt also allmählich, und wenn eine Person mit Symptomen einer Krankheit auftaucht, die man zuvor mit einer Pflanze geheilt hat, von der Ayahuasca einem erzählt hat, dann weiß man, wie man diese Person heilen muss. Das ist Erfahrung.

Die Person mag sich fragen: ›Wie kann es sein, dass er weiß, welche Pflanze mich heilen wird, nur indem er mich ansieht? Er muss ein Zauberer sein.‹ Aber nein, es ist nur so, dass wir bereits Erfahrungen mit anderen Menschen gemacht haben. Durch eine Stimme, die wir hörten, sagte uns Ayahuasca, welche Pflanze wir verwenden sollten, um die Person zu heilen. Auf diese Weise lernt man. Was kann man noch von Ayahuasca lernen? Die Krankheiten zu diagnostizieren, die die Menschen haben. Wenn die Person

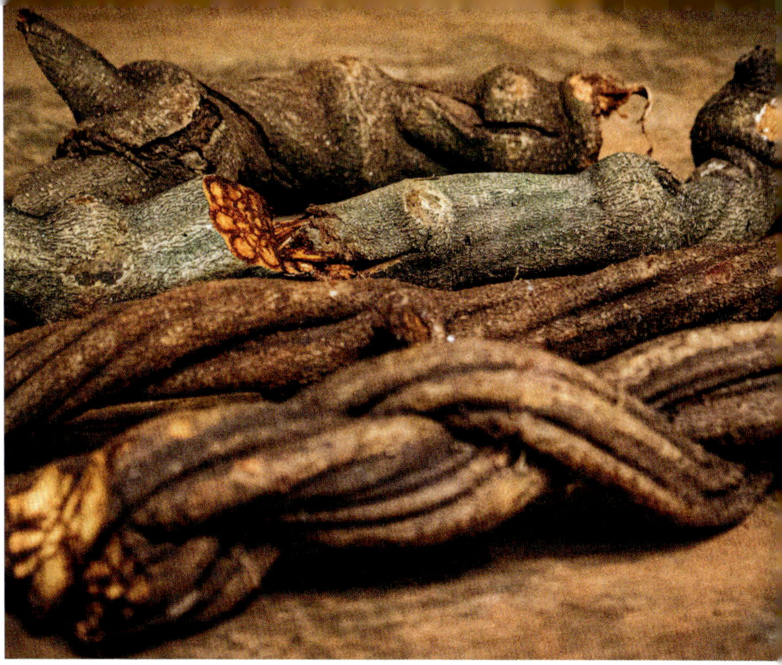

Banisteriopsis-caapi-Liane

krank ist, trinkt man Ayahuasca und dann sieht man. Ärzte kommen, Krankenschwestern kommen, Männer und Frauen in langen Reihen; das habe ich gesehen, sie gehen an einem vorbei und füllen das Haus.«

»Diese Ärzte sind die Mutter von Ayahuasca?«

»Ja, sie sind die Mutter von Ayahuasca. Sie kommen in langen Reihen, treten ein, gehen an mir vorbei und tragen ihre ganze Ausrüstung bei sich, männliche und weibliche Ärzte und Krankenschwestern, und zusammen füllen sie das Haus. Und dann sieht man sie nicht mehr. Man sieht sie nur, wenn sie vorbeigehen, und dann sieht man sie nicht mehr, aber sie arbeiten die ganze Zeit, heilen, beschützen und verteidigen die Kranken.«

»Hast du die Mutter der Ayahuasca in deinen Visionen gesehen?«

»Die Mutter der Ayahuasca als solche habe ich nie gesehen. Ich habe Wesenheiten in Form eines Jaguars, einer Fledermaus gesehen, oder kleine Wesen oder einen Kolibri, aber ich habe nie eine Art von Person gesehen, die auftaucht und sagt: ›Ich bin die Mutter von Ayahuasca‹, weder als Mann noch als Frau. Aber die Wesenheiten, die ich gesehen habe, können sich in Männer und Frauen verwandeln, wenn sie Patienten heilen.«

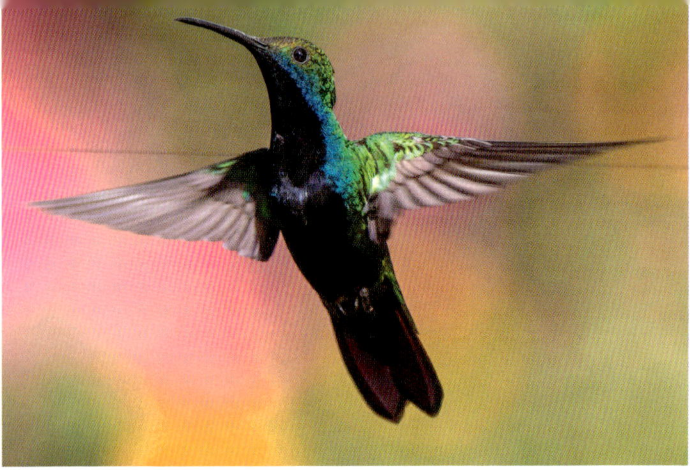

Kolibri

»Als du zum Beispiel einen Kolibri sahst, wie kam es, dass du dachtest, das sei die Mutter der Ayahuasca?«

»Weil die Mutter der Ayahuasca manchmal als Kolibri erscheint, und manchmal in anderen Formen. Einmal sah ich Lichter, die einen ganzen Menschen umspielten, einen ganzen menschlichen Körper, der von Lichtern umgeben war und auf die Kranken zuging.«

»Ist die Mutter Ayahuasca männlich oder weiblich?«

»Das Wort für Ayahuasca auf Shawi ist *ka'pi,* das ist ein männliches Wort; aber auf Spanisch ist Ayahuasca weiblich. Meiner Erfahrung nach ist die Mutter der Ayahuasca beiderlei Geschlechts und kann die Form verschiedener Wesen annehmen; manchmal als Frau, manchmal als Mann; zuweilen als Vogel, zum Beispiel als Kolibri, andere Male als Insekt; manchmal als schwarze Boa, oder auch als gelbe Boa. Manchmal, wenn es etwas zu heilen gibt, nimmt die Mutter der Ayahuasca die Form eines männlichen Arztes und eines weiblichen Arztes an, oder Männern und Frauen des Militärs, wenn sie den Kranken gegen Angriffe von Zauberern verteidigen müssen. Ayahuasca hat vielfältige Mütter und Seelen, die sich in verschiedene Naturwesen verwandeln können. Wenn es gelbes oder Himmel-Ayahuasca ist, wird es mit der gelben Boa assoziiert; und als schwarzes Ayahuasca mit der schwarzen Boa. Und das Himmel-Ayahuasca hat seinen eigenen *icaro.* Ich habe einen Gesang der gelben Boa, der so geht *(singt)*: ‹u ru ru ri, u ru ru ri‘. Und wenn wir das singen, kommt die Boa, leuchtend und voller Lichter, das ist ihr *uru,* was leuchtend bedeutet.«

»Mit den *icaros* kann mal also Wesenheiten rufen?«

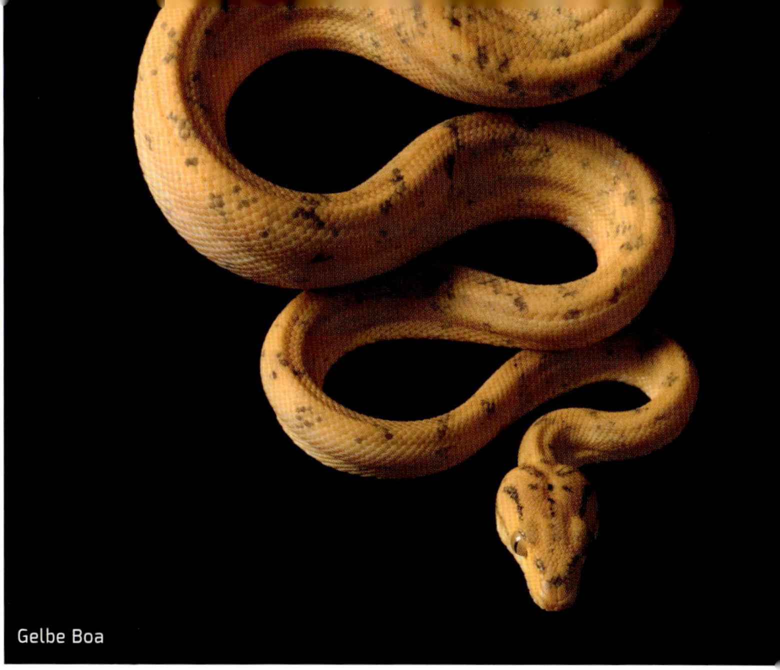
Gelbe Boa

»Ja, sie sind zum Rufen da. Der *icaro* der gelben Boa ist ein Gesang, den mir das Ayahuasca beigebracht hat. In den ersten Jahren, als ich Ayahuasca lernte, wusste ich nicht, wie ich singen sollte. Eines Tages fragte ich meinen Onkel Lucas Pizuri Asipali: ›Ich höre keine *icaros,* wenn ich Ayahuasca trinke. Wie kommt es, dass ihr alle singt?‹ Er antwortete: ›Neffe, wenn du mehr lernst, wirst du *icaros* hören.‹ Ich dachte, dass man *icaros* einfach von anderen Menschen erlernt.

Aber genau wie mein Onkel sagte, begann ich *icaros* zu hören, nachdem ich jahrelang getrunken hatte, und so lernte ich zu singen. Ich singe in meiner Shawi-Sprache. *Icaros* dienen nicht nur der Anrufung, sondern auch dem Heilen, dem Verteidigen und dem Verzaubern von Menschen oder dem Beruhigen von Zauberern, die einen böse ansehen oder wütend sind.

Es gibt *icaros* für ein gutes Leben und zum Vertreiben der Geister, die während der Zeremonie das Haus gefüllt haben. Das ist notwendig, um die Kinder zu schützen, denn diese Geister können in der Gegenwart von Kindern stark sein. Deshalb ist es unsere Pflicht, sie dorthin zurückkehren zu lassen, wo sie herkommen, nachdem wir ihre Dienste während der Zeremonie in Anspruch genommen haben. Es ist ein klarer Ablauf, den wir für sie haben.

Wir laden sie zu unseren Zeremonien ein, wenn wir Ayahuasca nehmen, und dann bitten wir sie, zurück an ihre Herkunftsorte zu gehen. Wir sagen ›Mission erfüllt‹, nachdem wir die Zeremonie beendet haben.«

»Welche Krankheiten können diese Wesenheiten heilen?« fragte ich.

»Sie können Menschen heilen, die glauben, dass sie verhext wurden (*hechizados*). Ich habe einige Zeit darüber nachgedacht, und meiner Meinung nach wird eine Person, die glaubt, verhext zu sein, logischerweise aus irgendeinem Grund krank werden, sei es eine Erkrankung der Gallenblase, der Nieren, der Lungen, der Muskeln oder der Gelenke. Oder sie könnte eine Ohren- oder Nasenentzündung bekommen, oder irgendeine andere Art von Krankheit. Menschen, die an Zauberei glauben, sind bereits davon überzeugt, dass sie verhext wurden, und dieser Glaube ist es, der sie erschöpft. Und sie zwingen sich selbst eine riskante Diät auf, sie essen kein Fleisch und keinen Fisch mit Schuppen, sie selbst schädigen ihren Körper und nehmen ihm die Abwehrkräfte, und die Dinge werden immer komplizierter. Was macht also Ayahuasca? Es kommt und heilt jene Menschen, die glauben, verhext zu sein. Am zweiten Tag könnte man ihnen sagen: ›Du bist bereits geheilt, der Geist von Ayahuasca hat dich geheilt.‹ Und sie werden sich erleichtert fühlen, weil sie sich von dem befreit haben, das sie psychisch gefangen hielt. Wenn ihr Geist befreit ist, beginnt ihr Körper, sich selbst zu heilen. Und man fährt fort, ihnen vom Pflanzensaft zu trinken zu geben. Ich zwinge sie nicht zu einer Diät, ich sage: ›Esst, esst alles, was es gibt, aber wenn es euch schadet, hört sofort auf zu essen.‹ Denn ein kranker Mensch, der aufhört, Nahrung zu sich zu nehmen, wird sich schlechter fühlen.

Ich hatte den Fall eines Patienten, dessen Wirbelsäule gebrochen war, wie der Arzt sagte; der junge Mann hatte sicher einige schwere Lasten getragen, und er wurde krank. Das war zuhause beim Volk der Shawi, in meiner Gemeinde. Er war bei zahlreichen *médicos* gewesen, aber sie hatten ihm gesagt, er sei verhext und werde sterben. Deshalb kam er zu mir. Und da er an Zauberei glaubt, gab ich ihm etwas Ayahuasca zu trinken; und ich trank ebenso, stellte meine Diagnose, und es war klar, dass es ein Problem gab. Die Zauberei war in seinem Geist und musste beseitigt werden. Wie wird man das los? Indem man sagt: ›Da, ich habe es aus dir entfernt, das Ayahuasca hat dich geheilt.‹ Und das hat ihn befreit. Bevor er zu mir kam, war er ins Krankenhaus gegangen, und sie hatten ihm gesagt, er müsse operiert werden; aber er hatte kein Geld und konnte es sich nicht leisten.

Was haben wir also gemacht? Ich sagte ihm: ›Du musst dich ausruhen, du wirst nichts tragen, du wirst nicht arbeiten.‹ Er dachte immer noch: ›Ich werde sterben, ich kann nicht gesund werden, welches andere Schicksal habe ich sonst? Ich werde bestimmt sterben.‹ Einige Tage später nahm ich Ayahuasca und meinte zu ihm: ›Weißt du was? Du denkst sehr viel über den Tod nach, jetzt musst du deine Art zu sein, deine Art zu denken ändern.‹ Um ihn dazu zu bringen, dass er mir glaubte, sagte ich: ›Ich werde deinen Geist ändern, ich werde einen anderen Geist in dich legen, einen anderen Geist, der an das Leben und Heilen denkt, das ist es, was ich in dich legen werde.‹ Und ich sang für ihn, versorgte ihn gut und sagte ihm: ›Ab heute wirst du nicht mehr an den Tod denken, du musst daran denken, dass du heilen wirst.‹ Und jetzt ist er dick geworden und hat aufgehört, an den Tod zu denken.«

Rafael Chanchari gab eine klare Beschreibung, wie ein *médico* Ayahuasca für die Heilungsarbeit einsetzen kann. Aber ich hatte einen nagenden Verdacht, dass das Gebräu die Menschen auch in die Irre führen könnte. So fragte ich: »Kann man vom Ayahuasca getäuscht werden?«

»Ayahuasca täuscht nicht«, erwiderte er. »Es sind die Menschen, die täuschen.«

»Willst du damit sagen, dass die Menschen sich selbst täuschen?«

»Ja. Ayahuasca täuscht dich nicht, Ayahuasca sagt die Wahrheit. Wie könnte Ayahuasca dich täuschen? Es schaut dich an und sieht alles, was du bist, alles, was du hast und auch, wann du sterben wirst. Denn die Menschen müssen irgendwann sterben. Ayahuasca lässt dich auch sehen, dass du sterben wirst.«

»Aber ich habe Menschen gesehen«, sagte ich, »hauptsächlich Weiße, die Ayahuasca trinken und dann behaupten, das Ayahuasca habe ihnen gesagt, sie sollten dieses und jenes tun, und es hat sich als Unsinn herausgestellt.«

»Ja«, antwortete er.

»Es scheint mir also, dass man den Unterschied zwischen dem Sehen von Dingen, die wahr sind, und dem Sehen von Dingen, die nicht wahr sind, erlernen muss. Erscheint dir das richtig?« fragte ich.

»Ja«, entgegnete er. »Hör zu …«

»Also heißt das«, unterbrach ich ihn, »dass Ayahuasca die Menschen in die Irre führt, oder nicht?«

»Es ist nicht so, dass Ayahuasca lügt, sondern vielmehr, dass Lügen und Wahrheit in der Welt vorhanden sind, und Ayahuasca erlaubt ihnen, dies zu erkennen. Ayahuasca konzentriert sich auf die großen menschlichen Werte, auf das Umfeld ihres persönlichen Lebens in der Vergangenheit, der Gegenwart und der Zukunft, auf die größeren Dinge des Lebens in einer Gemeinschaft, einer Nation oder der Welt. Es konzentriert sich nicht auf den Unsinn. Und es erlaubt dir, die negativen Auswirkungen menschlichen Handelns auf die Umwelt durch den Mangel an Sorgfalt und Zerstörung zu sehen. Es gibt Regeln zu befolgen, die sich seit unseren Vorfahren bewährt haben, wie zum Beispiel, nach dem Trinken von Ayahuasca drei Tage Diät zu halten. Die Diät besteht darin, scharfe Speisen und Getränke zu vermeiden, um die Leber zu schonen, und auf Geschlechtsverkehr zu verzichten, um eine Schwächung zu vermeiden. Ayahuasca lehrt dich Werte, zum Beispiel Respekt. Und es erlaubt dir, dich als Person zu vervollkommnen, zum Beispiel impft es dir den Verzicht auf Alkohol, Zigaretten und andere Drogen ein. Vielleicht trifft das Wort ›einimpfen‹ nicht ganz zu, denn Ayahuasca impft nicht ein, es bewirkt einfach, dass dein Organismus diese Dinge nicht mehr zu konsumieren genötigt ist. Aber was deine Frage betrifft, unterscheide ich für meinen Teil zwischen Halluzinationen und Visionen. Wenn du eine Botschaft mit den Ohren hörst, siehst du meiner Erfahrung nach keine Bilder, sondern du hörst die Botschaft, das ist richtig. Wenn du einen Bildschirm vor dir siehst, der zeigt, was in der Welt geschieht, ist das auch wahr. Aber manchmal hast du so etwas wie eine Intuition, und du denkst ›Vielleicht ist das die Art, wie die Dinge geschehen‹, und das ist nicht wahr.«

»Und wie lernt man, den Unterschied zu erkennen?«

»Man braucht menschliche Werte, um den Unterschied erkennen zu können. Und man braucht Übung und Erfahrung, nicht nur ein oder zwei Tage, sondern über einen langen Zeitraum. Jetzt, da ich Erfahrung habe, sind die Dinge, die ich höre und sehe, wahr, doch es gibt Zeiten, in denen ich Vorahnungen habe, und die sind nicht wahr.«

»Das Problem ist also, dass man zum Prozess beiträgt, indem man Projektionen macht?«

»Ja, genau, darin liegt die Lüge, man hat so etwas wie eine Intuition, man stellt sich Dinge vor, und dann bejaht man sie, aber sie sind nicht wahr. Und das kann sogar zu Verbrechen führen. Vor nicht allzu langer Zeit tranken hier in Iquitos zwei Ausländer

Ayahuasca, und dann brachte der eine den anderen um, weil er in seinen Visionen sah, dass sein Freund mit seiner Frau schlief. Es kann sein, dass das eine Halluzination war oder einfach das, was er glaubte, und er nahm es für bare Münze, und dann geschahen die unglücklichen Ereignisse.«

»Aus der Ferne betrachtet«, sagte ich, »kann Ayahuasca gefährlich erscheinen, weil es Menschen in Extremsituationen führen kann, in diesem Fall bis hin zum Tod.«

»Ja, es ist gefährlich. In meinem Volk der Shawi bringen sich Menschen wegen solcher Dinge gegenseitig um. Es ist gefährlich, denn wenn eine Person nicht zwischen der Wahrheit von Ayahuasca und Halluzinationen zu unterscheiden weiß, passiert genau das.«

»Wie kann man also die Gefahr des Ayahuasca verringern?« fragte ich.

»Es ist schwierig, denn es gibt Menschen, die handeln, ohne zu wissen, wie sie ihre Emotionen kontrollieren können. Ich denke, das Wichtigste ist, dass jeder Mensch lernt, seine Emotionen zu kontrollieren. Wenn zum Beispiel ein Mann den Eindruck hat, dass seine Frau ihn betrügt, erzeugt das Wut, und er greift sie vielleicht sogar an. Das muss man zu kontrollieren wissen. Der Schlüssel ist Kontrolle.«

»Man hört von *ayahuasqueros,* die ihre Verzauberungskräfte einsetzen, um Frauen auszunutzen. Viele Praktizierende scheinen in diese Art des Missbrauchs zu verfallen. Was denkst du dazu?«

»Ich denke, das ist der Grund, warum Ayahuasca nach gesunden Menschen sucht. Um ein *médico* zu sein, muss man ein gesunder Mensch sein, nicht nur körperlich, auch mental. Ein gesunder Geist in einem gesunden Körper. Denn Ayahuasca führt dich zum Guten, nicht zum Bösen. Aber das sind Menschen, die sich von ihren Emotionen und ihrem Instinkt mitreißen lassen. Sie nutzen andere aus. Das ist falsch.«

»Es hängt also sehr von der einzelnen Person ab?«

»Es hängt von der Person ab, ja. Aus diesem Grund wird man vom Ayahuasca ausgebildet und gelehrt, es erzählt einem über Werte und Ethik. Einmal war ich überrascht, als es mir von der Ethik und Moral des Heilens erzählte. Es ist wahr, dass viele Praktizierende andere Menschen ausnutzen, und wenn ein Patient sie konsultiert, sagen sie: ›Ah, du wurdest verhext, du wirst bald sterben.‹ Eines Tages kam eine Frau aus Lima zu mir nach Hause und sagte: ›Mir wurde gesagt, dass ich in drei Tagen sterben werde,

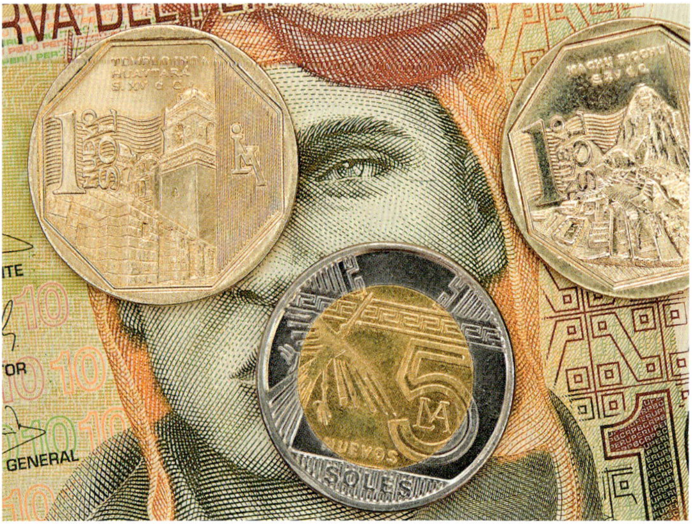

Nuevos Soles, die peruvianische Währung

deshalb bin ich hier.‹ ›Und wer hat Ihnen das gesagt, *Señora?*‹ fragte ich. ›Es gibt einen *médico,* der mir gesagt hat, dass ich in drei Tagen sterben werde, und er hat achthundert Soles (etwa 270 US-Dollar) verlangt, um mich zu heilen.‹ ›Nun gut, *Señora,* schauen wir mal.‹ Ich rauchte etwas *mapacho,* um mich zu beruhigen und mich auf das zu konzentrieren, was mit ihr los war. Ich sah, dass sie ein mentales Problem hatte, das mit Sorgen, Ängsten und anderen psychischen Beschwerden zu tun hatte. Also sagte ich ihr: ›*Señora,* Sie sind nicht verhext, der Kerl hat Sie nicht geheilt, weil Sie nicht verhext sind, er wollte nur Ihr Geld. Aber wenn Sie mein Haus verlassen, werden Sie gesund sein.‹ Sie war geistig blockiert, nicht in ihrer Mitte und emotional unausgeglichen bis zu dem Punkt, dass sie dachte, sie würde sterben. Und das alles war auf einer mentalen Ebene. Ich meinte zu ihr: ›Sie werden gesund werden. Sie sind heute hier angekommen, morgen wird der zweite Tag sein, und am dritten Tag werden Sie nicht sterben, Sie werden gesund sein.‹ ›Oh, danke‹, sagte sie. Ich blies Tabakrauch über sie, damit sie glaubte, dass sie auf dem Weg der Besserung sei. So funktioniert *mapacho;* wenn du Angst hast, weil man dir gesagt hat, dass du sterben wirst, kannst du dich mit *mapacho* befreien.«

»Und soll deiner Meinung nach der Ayahuasca-*médico* Geld verlangen?«

»Früher erhielt der *médico* für seinen Dienst eine Gegenleistung; bei den Shawi gab man dem *médico,* wenn er jemanden geheilt hatte, ein Ei, manchmal brachte man ihm ein Huhn oder einen in Blättern gekochten Fisch, oder man half ihm in seinem Garten. ›Wir werden dir helfen, denn du hast meine Frau oder meinen Sohn geheilt, und deshalb verdienst du eine Gegenleistung.‹ So war es früher. Aber jetzt geht es nur um Geld, fort sind die Eier und der in Blätter gewickelte Fisch. Und viele Leute nutzen das aus, um zu viel Geld zu verlangen. Aber wenn es um Ayahuasca geht, kann die Bezahlung symbolisch sein. Es kann ein Ei sein, ein Kanu oder etwas Gartenarbeit. Es hängt vom Willen der Person ab. In den alten Tagen verlangte der traditionelle *médico* kein Geld für Heilungen oder Behandlungen.«

»Ist das Problem das Geld selbst oder der Betrag?«

»Das Problem ist der Betrag. Denn es gibt Menschen, die andere ausnutzen. Schau dir nur den Fall der Frau aus Lima an: Man hatte ihr gesagt, sie sei verhext und werde in drei Tagen sterben, und dann wollte man achthundert *Soles* von ihr haben, um sie zu heilen. Aber sie sagte: ›Nein, ich gehe nach Iquitos, um jemanden zu suchen, der mir sagen kann, ob das wahr ist.‹ Und sie kam.«

»Was war also der angemessene Preis in diesem Fall?«

»Die Frau, die in drei Tagen sterben sollte und drei Tage später befreit wieder ging, weißt du, wieviel sie mir gab? Zweihundert *Soles.* Wir unterhielten uns, und ich blies *mapacho*-Rauch über sie, um ihre Angst zu behandeln, und das erlaubte ihr, sich zu befreien. Und zum Dank gab sie mir zweihundert *Soles.* Die gerechte Bezahlung wird durch den Willen der Person bestimmt, die bewertet, wieviel der *médico* für die Behandlung wirklich verdient.«

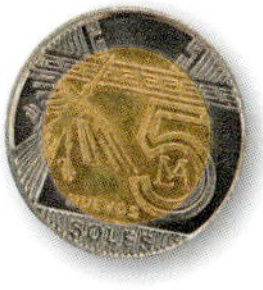

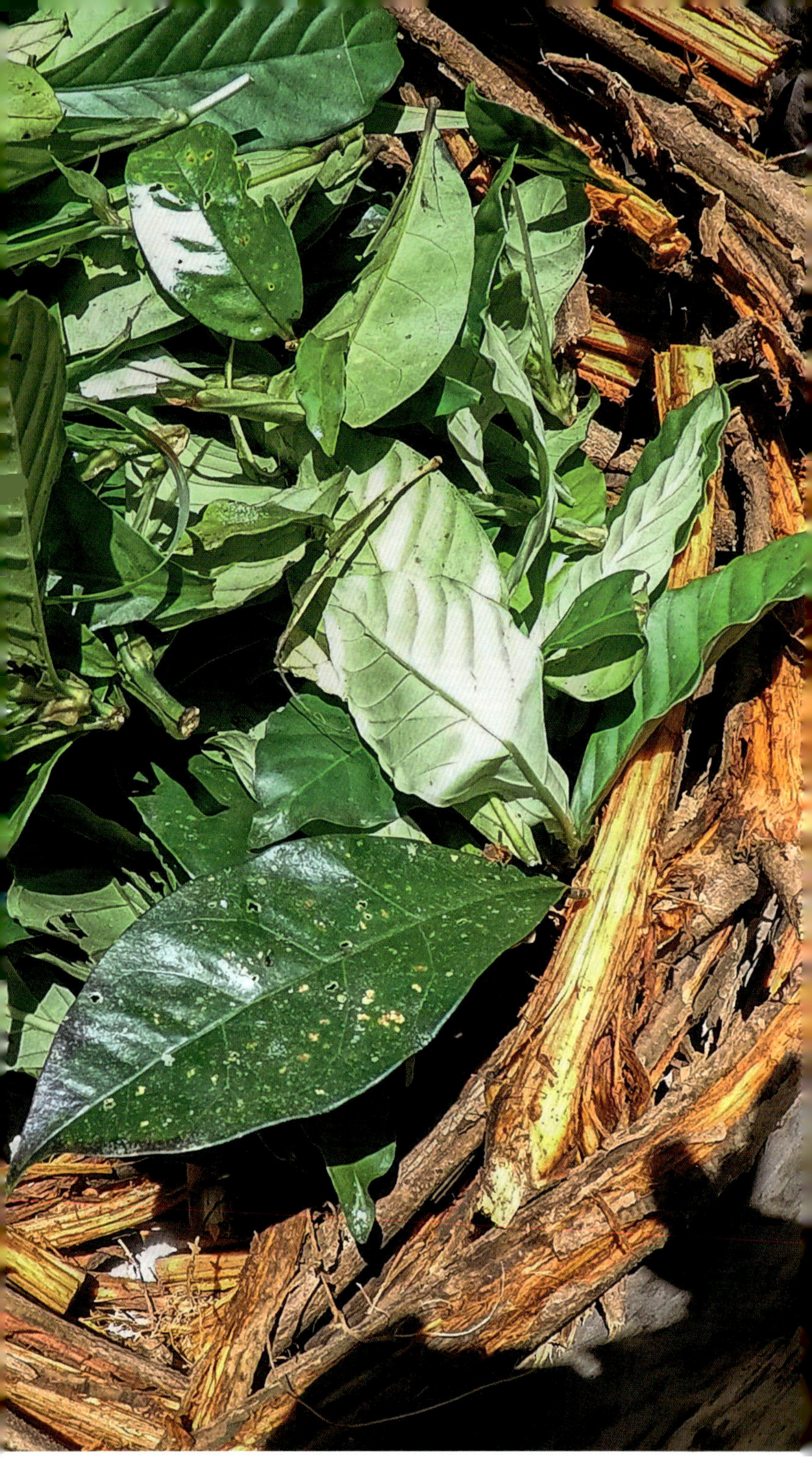

Kapitel 4

Ein verwirrender therapeutischer Cocktail

Wissenschaftler haben Tabak schon länger und eingehender studiert als Ayahuasca. Ab dem 16. Jahrhundert faszinierte Tabak Beobachter auf der ganzen Welt.[1] Ayahuasca hingegen blieb bis in die zweite Hälfte des zwanzigsten Jahrhunderts ein obskures Halluzinogen vom Amazonas. Die Wissenschaft von Ayahuasca ist gerade erst am Anfang.

Denken Sie an die Frage der botanischen Sorten. Wissenschaftler listen 76 verschiedene *Nicotiana*-Arten auf, mit sehr unterschiedlichem Alkaloidgehalt, einschließlich einiger Pflanzen, die kein Nikotin produzieren.[2] Aber die botanische Identität der Ayahuasca-Liane ist eine andere Geschichte. Die Menschen im Amazonasgebiet haben seit langem verschiedene Arten von Ayahuasca erkannt, die »leicht durch ihre Farbe und Form zu unterscheiden sind«, wie Rafael Chanchari erklärte. Einige haben große Äste an ihren Stämmen, andere nicht; und die Farbe der Rinde und des inneren Holzes variiert. Doch Ethnobotaniker haben darauf bestanden, dass es nur eine Art von Ayahuasca gibt, *Banisteriopsis caapi*. Vor vier Jahrzehnten nannte Richard Evans Schultes, der führende Ethnobotaniker des 20. Jahrhunderts, die indigene Perspektive auf Ayahuasca »einen Weg für zukünftige Forschung« und »ein Rätsel«. Doch die Frage ist weitgehend unerforscht geblieben. Im Jahr 2018 forderte eine interdisziplinäre Gruppe von Forschern schließlich eine Überprüfung der botanischen Klassifizierung der Ayahuasca-Liane, basierend auf den sichtbaren und weithin anerkannten Unterschieden zwischen den Lianen-Sorten.[3]

Warum Wissenschaftler so lange gebraucht haben, um dem »Rätsel« der Ayahuasca-Sorten auf den Grund zu gehen, ist selbst ein Rätsel. Genetische Studien der verschiedenen Pflanzen, die im Dialog mit Experten aus dem Amazonasgebiet durchgeführt wurden, scheinen ein Ansatzpunkt zu sein.[4]

Es hat auch einige Verwirrung bei der wissenschaftlichen Identifizierung des »aktiven Prinzips« von Ayahuasca gegeben. In den 1970er Jahren untersuchten Anthropologen und Chemiker den molekularen Anteil von Ayahuasca und fanden heraus, dass er oft, aber nicht immer DMT enthielt, ein starkes Halluzinogen, das normalerweise oral inaktiv ist, weil es vom Enzymsystem Monoaminooxidase (MAO) aufgelöst wird. Da der Sud auch Harmala-Alkaloide enthält, die genau diese MAO blockieren, formulierten sie eine Hypothese: Der Ayahuasca-Sud ist tatsächlich eine Form von »oral aktivem DMT«. Diese Hypothese wurde in den 1980er Jahren zur akzeptierten wissenschaftlichen Meinung und hat sich seither gehalten. Es spielt keine Rolle, ob das im Ayahuasca-Gebräu gefundene DMT von beigemischten Pflanzen stammt, anstatt von der Ayahuasca-Liane selbst. Es spielt keine Rolle, dass die Harmala-Alkaloide der Ayahuasca-Liane – Harmin, Harmalin und Tetrahydroharmin – bis zu einem gewissen Grad ebenfalls psychoaktiv sind. Auch wenn die DMT-zentrierte Erklärung impliziert, dass die Menschen im Amazonasgebiet fälschlicherweise die Ayahuasca-Liane als die zentrale Komponente des Gebräus betrachten, das ihren Namen trägt.[5]

Ein zusätzliches Problem mit der DMT-zentrierten Erklärung ist, dass Ayahuasca, das allein aus der Liane hergestellt wird, tatsächlich Visionen hervorruft, wenn auch weniger farbenfroh und spektakulär als DMT-haltige Gebräue. In den Worten des Ethnobotanikers Wade Davis: »Allein eingenommen, induziert ein Aufguss der Pflanze subtile Visionen, Blau- und Violetttöne, langsame, wogende Farbwellen.«[6]

In einigen Teilen des Amazonas bereiten die Menschen Brühen oder Aufgüsse aus reinen Ayahuasca-Lianen zu, ohne jegliche Zusätze, entweder durch mehrstündiges Kochen von Lianenstücken oder durch Einweichen von pürierten Lianen in kaltem Wasser. Im Jahr 1874 berichtete der Botaniker Richard Spruce über die Zubereitung eines Kaltwasserextraktes aus *Banisteriopsis caapi* in der Region Vaupés in Kolumbien und schrieb: »Der untere Teil des Stengels ist der verwendete Teil. Eine Menge davon wird in einem Mörser mit Wasser zerstoßen [...]. Wenn es ausreichend verrieben ist, wird es durch ein Sieb gegeben, das die holzigen Fasern abtrennt, und dem Rückstand wird genug Wasser hinzugefügt, um es trinkbar zu machen. So zubereitet, ist seine

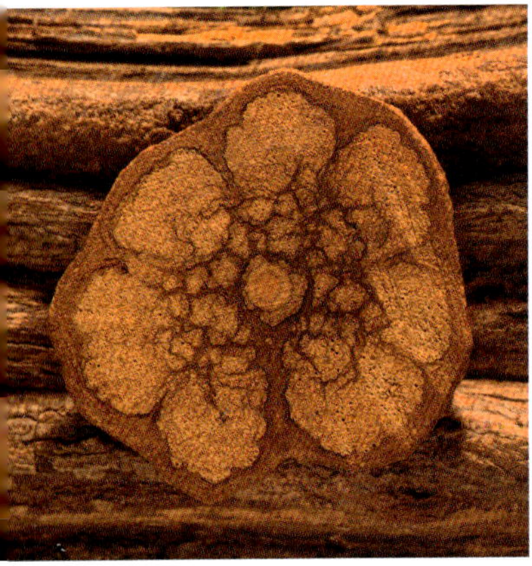

Querschnitt der Liane

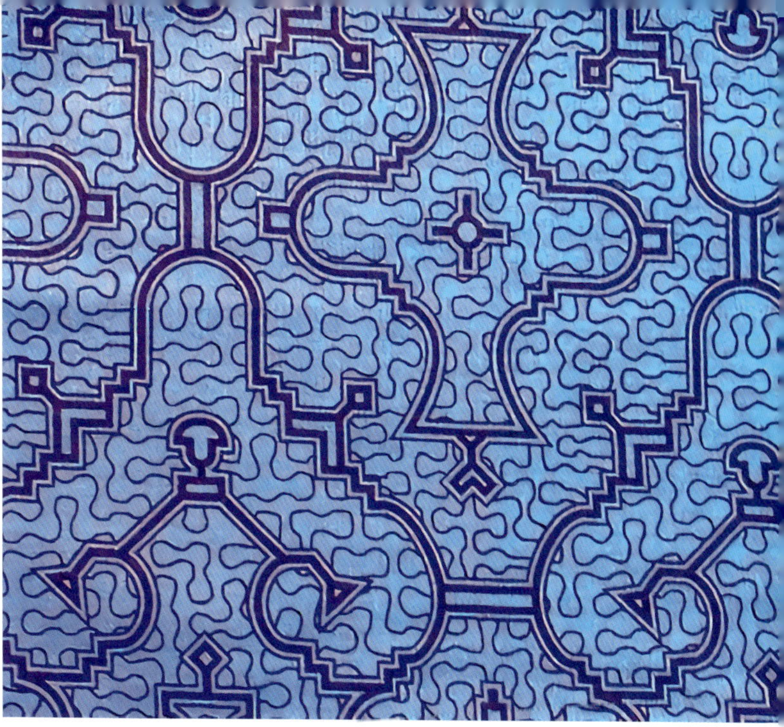

Quené (»Muster«), ein Wort der Shipibo-Conibo, bezieht sich auf eine Vielzahl von geometrischen Ornamenten, welche die Frauen auf den Oberflächen von Körpern und Gegenständen anbringen.

Farbe bräunlich-grün, und sein Geschmack ist bitter und unangenehm.« Fast hundert Jahre später beschrieb der Anthropologe Gerardo Reichel-Dolmatoff die gleiche Zubereitungsmethode in der gleichen Gegend Kolumbiens: »Mehrere etwa fingerdicke Stücke der frischen *Banisteriopsis*-Liane werden in einem hölzernen Trog zerdrückt, später wird kaltes Wasser hinzugefügt. Die Flüssigkeit wird durch ein Sieb geleitet, um faseriges Material und kleine Rindenstücke zu entfernen, und dann in einem speziell für diesen Zweck angefertigten, verzierten Keramikgefäß aufgefangen.« Reichel-Dolmatoff trank sechs Tassen dieses Aufgusses und berichtete, dass er Visionen von Pfauenschwänzen, Feuerwerken, orientalischen und tibetischen Wandteppichen, wogenden Farben in Bewegung und Mikrofotografien von Pflanzen sah, neben vielen anderen Dingen – was wenig Zweifel daran lässt, dass reine Lianen-Extrakte visionäre Eigenschaften haben.[7]

In jüngerer Zeit haben Wissenschaftler, die bei den Menschen im Amazonasgebiet Feldforschung betrieben haben, über die

Wirkungen und Auswirkungen des Trinkens von reinem Lianen-Ayahuasca berichtet. Die Linguistin Gayle Highpine schreibt, basierend auf ihrer Feldforschung bei den Napo Runa in Ecuador: »Lianen-Ayahuasca ist nicht gleichermaßen visionär wie DMT. Visionen von reinen Lianen-Gebräuen sind schattenhaft, einfarbig, wie Silhouetten, kräuselnder Rauch, oder Wolken, die sich über den Nachthimmel bewegen. Weil die Visionen in der Regel einfarbig sind, werden Lianen nach der von ihnen erzeugten Farbe der Visionen klassifiziert: weiß, schwarz, blau, rot (nach meiner Erfahrung dunkelkastanienbraun). Schlangen, die häufigste Vision auf Ayahuasca, werden als der manifeste Geist der Liane angesehen. Lianen-Visionen sind mitunter schwer zu sehen; tatsächlich kann es sein, dass die ›Visionen‹ überhaupt nicht visuell sind, sondern auditiv, somatisch oder intuitiv. Aber die Liane trägt den *Inhalt* der Botschaft, die Lehre und die Erkenntnis. Das Blatt hilft dabei, den Inhalt zu beleuchten, aber die Lehren werden der Liane zugeschrieben [...]. Die Liane ist der Lehrer, der Heiler, der Führer. Der Zweck des Trinkens von Ayahuasca ist es, die von der Liane vermittelte Botschaft zu empfangen. Deshalb wird die Liane, nicht das Blatt, nach der Art der von ihr vermittelten Vision klassifiziert.«[8] Mit »Blatt« bezieht sich Highpine auf die DMT-haltigen Blätter der pflanzlichen Beimischungen, die den zerstoßenen Ayahuasca-Lianen während der Zubereitung des Gebräus beigefügt werden.

In einem Artikel mit dem Titel *Drinking ayahuasca without DMT is powerful and traditional* (»Das Trinken von Ayahuasca ohne DMT ist machtvoll und hat Tradition«), beschreibt der Chemiker Matteo Politi das Trinken von reinem Lianen-Ayahuasca als eine machtvolle Erfahrung, die ihn unfähig machte, aufzustehen oder zu gehen, und die Entschlackung, Visionen und tiefe Zustände der Achtsamkeit auslöste. Dieser Mangel an motorischer Koordination deckt sich mit Berichten von Menschen, die große Dosen von Harmalin eingenommen haben – eine Substanz, die auch bei Menschen mit geschlossenen Augen reichhaltige, lebhafte und helle Farbbilder hervorrufen kann. Das deutet darauf hin, dass Harmalin eine wichtige Rolle bei den Wirkungen von reinem Lianen-Ayahuascas spielen könnte.[9]

Dasselbe kann über Tetrahydroharmin gesagt werden; gemäß dem Chemiker Jace C. Callaway, der 35 Proben von *Banisteriopsis caapi* analysierte und signifikante Korrelationen zwischen dem Alkaloid-Gehalt und den subjektiven Wirkungen der produzierten

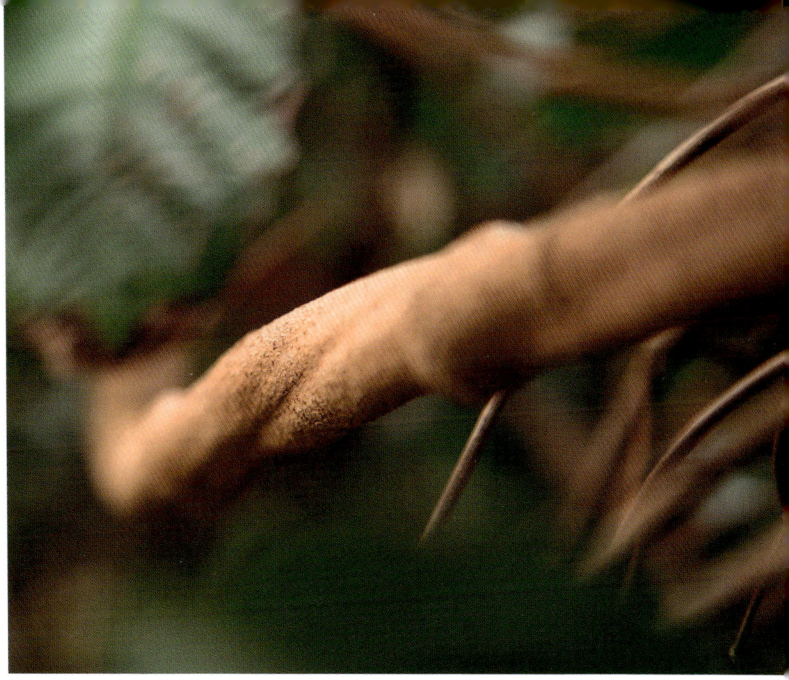

Die Ranke

Ayahuasca-Gebräue fand: »Insbesondere schienen erfahrene Trinker jene Tees zu bevorzugen, in denen die Tetrahydroharmin-Konzentrationen im Vergleich zu Harmin und Harmalin hoch waren. Sie erklärten, dass solche Tees der Erfahrung mehr ›Kraft‹ verliehen«.[10]

Harmin hat auch nachweisbare psychoaktive Effekte. Und die Interaktionen und Synergien der zahlreichen Alkaloide der Liane müssen noch untersucht werden und könnten zu ihren visionären Eigenschaften beitragen. Wissenschaftler nennen dies den »Entourage«-Effekt, bei dem die verschiedenen in der Liane vorhandenen Alkaloide »zusammenarbeiten«, um ein Endergebnis zu erzielen, das wirksamer ist als die verschiedenen Verbindungen einzeln und in ihrer reinen Form.[11]

In den letzten Jahren haben Wissenschaftler herausgefunden, dass die in der Ayahuasca-Liane enthaltenen Substanzen ein breites Spektrum an gesundheitsfördernden Eigenschaften haben. Alle drei Harmala-Alkaloide führen zur Bildung neuer Neuronen; vor allem Harmin besitzt auch entzündungshemmende, analgetische, antimikrobielle, antioxidative, suchthemmende, antidepressive Eigenschaften und wirkt möglicherweise zudem gegen Parkinson und Tumore.[12]

Der Ethnobotaniker Dale Millard meint: »Es scheint, dass es im westlichen Verständnis von Ayahuasca tatsächlich eine Voreingenommenheit gegenüber visionären Aspekten und Erfahrungsphänomenen gegeben hat. Obwohl diese als vorrangig für die Erfahrung angesehen werden und die Forschung über das Potenzial von Ayahuasca bei der Behandlung psychiatrischer und psychologischer Probleme an Fahrt gewinnt, ist bis heute wenig über die Anwendung dieser Medizin bei der Behandlung körperlicher Krankheiten bekannt. Nur durch Informationen aus Erzählungen wissen wir, dass Praktizierende im Amazonasgebiet Ayahuasca für eine Vielzahl körperlicher Krankheiten und Beschwerden verwenden. Harmin hat bereits ein bemerkenswert breites Wirkungsspektrum gezeigt, was die Hypothese unterstützt, dass es bei regelmäßiger Einnahme in nicht-toxischen Dosierungen, wie es bei der überwiegenden Mehrheit der Ayahuasca-Trinker der Fall ist, durchaus weitreichende und positive gesundheitsfördernde Eigenschaften haben kann. Die bisher präsentierten Beweise, insbesondere in Bezug auf Krankheiten, für welche die konventionelle Medizin derzeit in Frage gestellt wird, zeigen die Nützlichkeit dieser Verbindung, insbesondere der von Ayahuasca, als potenzielle Medizin nicht nur bei der Behandlung psychiatrischer und psychosomatischer Probleme, sondern bei einer großen Vielfalt körperlicher Erkrankungen des Menschen. Die anscheinend bemerkenswerte Fähigkeit von Harmin, in entscheidende Stoffwechselprozesse eines so breiten Spektrums pathologischer Organismen und Krebszellen einzugreifen, aber dennoch das gesunde Wachstum der neuronalen Netzwerke, des Knochen- und Gelenkgewebes und der Bauchspeicheldrüsenzellen zu fördern, ist von großem Interesse und von Bedeutung, besonders da diese Gewebe normalerweise bei uns allen mit dem Alter zurückgehen.«[13]

Die aktuelle Forschung zu den gesundheitsfördernden Eigenschaften der in der Ayahuasca-Liane enthaltenen Substanzen stimmt gewiss mit der Ansicht der Amazonas-Völker überein, dass die Liane selbst der Hauptbestandteil des Gebräus ist.[14]

Die Tendenz der zeitgenössischen Wissenschaftler, die Wirkungen von Ayahuasca auf das manchmal darin enthaltene DMT zu reduzieren, muss überdacht werden. Für einige Amazonas-Experten dienen die DMT-haltigen pflanzlichen Beimischungen lediglich dazu, die Visionen aufzuhellen und zu klären, was es dem Anfänger leichter macht – ein erfahrener *ayahuasquero* lernt jedoch, Visionen auch bei schwachem Licht zu sehen.

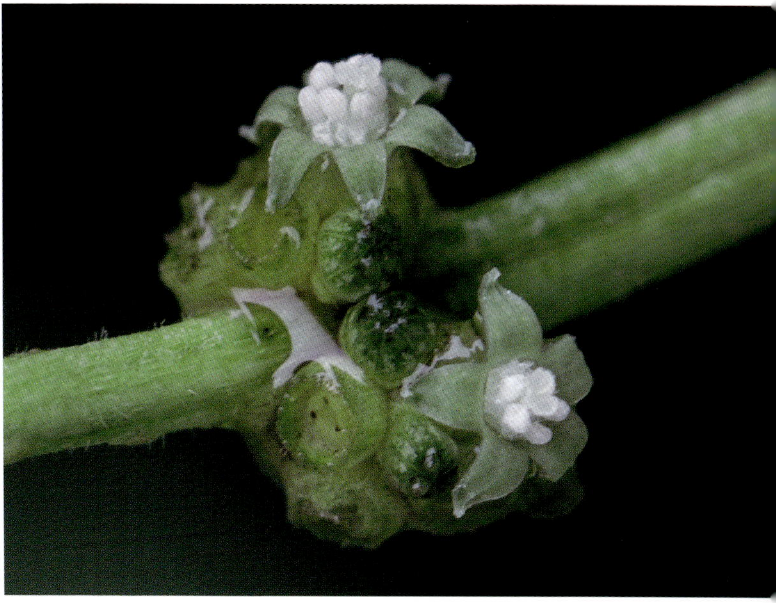

Blüte von *Psychotria viridis*

Aus dieser Perspektive sind die spektakulären farbigen Visionen, die durch DMT erzeugt werden, bloß Ablenkungen oder »Nebenwirkungen«.[15]

Wie Rafael Chanchari sagt, ist das Trinken des reinen Lianen-Ayahuascas »gut für die Gesundheit, es stärkt dich und gibt dir Visionen«.

Wissenschaftler standardisieren gerne die Substanzen, die sie untersuchen, denn die wissenschaftliche Methode erfordert wiederholte Tests zu verschiedenen Zeiten und an verschiedenen Orten, ohne Veränderung des Studienobjekts.[16] Aber es gibt kein »Standard«-Ayahuasca. Jede verabreichte Mischung enthält die Ayahuasca-Liane, aber jenseits dieser Basis hängen die anderen Inhalte ganz von der Person ab, die das Gebräu zubereitet. Der Ethnobotaniker Jonathan Ott listete 1994 in seinem Buch *Ayahuasca-Analoge* 97 Pflanzenarten aus dem Amazonasgebiet als bestätigte Ayahuasca-Zusätze auf, darunter Tabak, *toé,* Coca und zwei DMT-haltige Arten. Das bedeutet, dass ein bestimmtes Gebräu Nikotin, Scopolamin, Kokain oder DMT enthalten kann oder auch nicht, die alle für sich genommen starke psychoaktive Substanzen sind. Ott schlägt vor, Ayahuasca als »ein

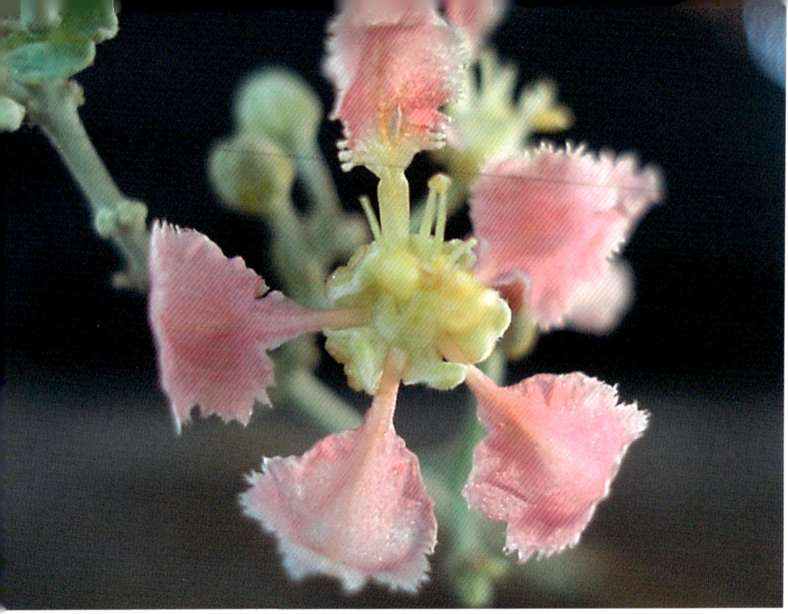

Banisteriopsis-caapi-Blüte

pharmakologisches Allzweck-Vehikel« zu betrachten. Da dies der Fall ist, ist es unmöglich, eine genaue molekulare Definition von Ayahuasca zu geben.[17]

Wie der Historiker Constantino Manuel Torres erklärte: »Eine Untersuchung der Ursprünge von Ayahuasca offenbart eine Vielzahl von Getränken, die in ganz Südamerika verbreitet sind, jedes unterschiedlich, variierend je nach Verfügbarkeit der Pflanze, kulturellen Vorlieben der Einnahme und rituellen Anforderungen. Es gibt kein festes Rezept, und die Zusammensetzung des Trankes variiert.«[18]

Im Jahr 2020 analysierten die Forscherin Helle Kaasik und ihre Kollegen die chemische Zusammensetzung von 102 Proben Ayahuasca von verschiedenen Orten und fanden im Durchschnitt 54 Prozent mehr DMT in Gebräuen neoschamanischer Vermittler als in denen indigener Schamanen aus dem Amazonas. Für Kaasik betonen diese DMT-lastigen Gebräue »das Trippen gegenüber der Heilung«.[19]

Selbst ein reiner Lianen-Extrakt, der keinerlei Zusatzstoffe enthält, ist ein komplexer Cocktail, der neben den Harmala-Alkaloiden zahlreiche bioaktive Verbindungen enthält, die zu seiner Wirkung beitragen können.[20]

Eines ist sicher: Bevor man Ayahuasca trinkt, ist es von Vorteil, wenn man über die wahren Inhalte der Flüssigkeit Bescheid weiß. Es gab in Europa Fälle von »Ayahuasca«, das überhaupt keine Amazonas-Pflanzen enthielt, dem aber pharmazeutische Antidepressiva beigemischt waren.[21]

Wie Rafael Chanchari sagt, ist es wichtig, die Person, die das Gebräu verabreicht, nach dessen Inhaltsstoffen zu fragen; und der Praktizierende muss ehrlich sein.

Wissenschaftler, die Ayahuasca untersuchen, geben oft an, dass sie nicht vollständig verstehen, wie Ayahuasca im Gehirn und im Körper wirkt.[22] Allerdings haben Neurowissenschaftler in letzter Zeit spektakuläre Fortschritte gemacht, um die Wirkungsweise anderer Halluzinogene wie Psilocybin und LSD zu verstehen, indem sie die Technologie der Hirnbildgebung nutzen. Kurz gesagt, die Moleküle dieser Substanzen gelangen in das Gehirn und binden sich an Serotonin-Rezeptoren auf bestimmten Neuronen, die normalerweise eine Schlüsselrolle bei der Organisation der Gesamtaktivitäten des Gehirns spielen. Durch die Erregung dieser Neuronen und die Störung ihrer normalen Aktivität verringern diese halluzinogenen Moleküle die Gehirnaktivität in wichtigen Zentren für die Integration und Weiterleitung von Informationen im Gehirn. Dadurch können verschiedene Netzwerke von Neuronen leichter miteinander kommunizieren, und das Gehirn scheint unter Halluzinogenen mit größerer Flexibilität und Vernetzung zu arbeiten[23].

Im Fall von Ayahuasca gibt es nur wenige Hirnbildgebungs-Studien. Diejenigen, die es gibt, beziehen sich alle auf DMT-haltiges Ayahuasca und liefern ähnliche Ergebnisse wie Psilocybin- und LSD-Studien, die die gleichen Serotonin-Rezeptoren und eine ähnliche Störung der Gehirnaktivität mit sich bringen. Dennoch weist DMT-haltiges Ayahuasca auch seine Unterschiede zu den anderen Halluzinogenen auf; insbesondere stimuliert es den visuellen Kortex genauso stark wie das Sehen natürlicher Bilder mit offenen Augen; und es stimuliert einen Bereich im frontalen Kortex, der mit absichtlicher, vorausblickender Vorstellungskraft zu tun hat und der dann aktiv ist, wenn Menschen Problemlösungen finden. Die Gehirnbilder bestätigen also, zumindest in einer vorläufigen Weise, dass das Trinken von DMT-haltigem Ayahuasca es einem erlaubt, lebendige Bilder mit geschlossenen Augen zu sehen und Lösungen zu finden[24].

Leider hat die neurowissenschaftliche Forschung die Auswirkungen von reinem Lianen-Ayahuasca auf das menschliche Gehirn noch nicht untersucht.

Neben den Neurowissenschaften haben neuere wissenschaftliche Forschungen herausgefunden, dass der rituelle und klinische Gebrauch von Ayahuasca ein therapeutisches Potenzial für die Behandlung und den Umgang mit einer Reihe von Krankheiten und Leiden hat, einschließlich Depressionen, Posttraumatische Belastungsstörung, Angst und Sucht.[25]

Wenn Wissenschaftler klinische Studien mit »Ayahuasca« durchführen, verwenden sie ausnahmslos die DMT-haltigen Gebräue, die sie als die »typische« oder »Standard«-Version darstellen.[26]

Klinische Studien haben gezeigt, dass diese Art von Ayahuasca relativ sicher ist, ohne Hinweise auf körperliche Toxizität bei Langzeitanwendern. Es scheint keine negativen Auswirkungen auf den Körper zu haben.[27]

Natürlich sagt dies nichts über dasjenige Ayahuasca aus, auf das Menschen außerhalb des Labors treffen könnten, das Nikotin oder Scopolamin enthalten und sich als giftig und sogar tödlich erweisen könnte.

Im Laufe der Jahre gab es mehrere Berichte über Todesfälle, die mit dem Konsum von Ayahuasca in Verbindung gebracht wurden, doch in allen Fällen schienen andere Substanzen dafür verantwortlich zu sein. In keinem der Fälle wurde eine forensische Analyse durchgeführt. Und in keiner klinischen Studie mit Ayahuasca wurde über Todesfälle berichtet.[28]

Ayahuasca selbst, verstanden als die wissenschaftlich sanktionierte Version des Gebräus, das eine genaue Kombination aus der Ayahuasca-Liane und den DMT-haltigen Blättern des Strauchs *Psychotria viridis* enthält, scheint physikalisch relativ harmlos zu sein. Die tödliche Dosis für diese Art von Ayahuasca wird auf das 20-fache der üblichen Wirkdosis geschätzt. Dies entspricht ungefähr 2 Litern Ayahuasca, eine unwahrscheinliche Menge, die man zu sich nehmen müsste; das Gebräu schmeckt oft übel und provoziert Erbrechen, so dass es sehr unwahrscheinlich erscheint, dass jemand eine solche Menge trinken und lange genug bei sich behalten könnte, bis der Tod eintritt. Im Vergleich dazu kann Alkohol in der 10-fachen wirksamen Dosis tödlich sein, was darauf hindeutet, dass »orales DMT in Ayahuasca eine akzeptable Toxizität beim Menschen hat«[29] und basierend auf der Forschung weniger tödlich ist als Alkohol.

In der Tat deuten neuere Forschungen darauf hin, dass angemessene Dosierungen von DMT eine positive Rolle im menschlichen Körper spielen können, vor allem beim Schutz von Gewebe, der Regeneration von Neuronen und der Stärkung des Immunsystems.[30]

Wie andere klassische Halluzinogene wird Ayahuasca nicht als suchterzeugend angesehen. Im Gegenteil, es gibt inzwischen beachtliche Beweise dafür, dass es als Anti-Suchtmittel wirkt und Menschen hilft, sich von ihrer Abhängigkeit von Substanzen wie Alkohol, Opiaten und Kokain zu lösen. Hierfür gibt es mehrere mögliche Erklärungen. Eine davon ist, dass Harmin und Harmalin, die im Gebräu enthalten sind, die Freisetzung von Dopamin im »Belohnungszentrum« des Gehirns stimulieren, was das Verlangen und den Wunsch nach wiederholter Selbstverabreichung reduziert; und gleichzeitig stimuliert das DMT des Gebräus die Serotonin-Rezeptoren in einer Weise, die die Freisetzung von Dopamin im selben Zentrum hemmt. Ayahuasca scheint also den Dopaminspiegel in wichtigen Teilen des Gehirns sowohl zu erhöhen als auch zu senken, was zu einer ausgleichenden oder normalisierenden Wirkung auf den Dopaminspiegel führt.[31]

Eine weitere mögliche Erklärung für die suchtreduzierenden Eigenschaften von Ayahuasca ist seine Fähigkeit, das Wachstum neuer Neuronen zu fördern. Neben der möglichen Aktivität von DMT bei der Regeneration von Neuronen haben auch Harmin, Harmalin und Tetrahydroharmin gezeigt, dass sie dies an lebenden Zellen im Labor tun. Es könnte sein, dass Ayahuasca hilft, neuronale, durch Suchtverhalten eingenommene Verbindungen innerhalb des Dopamin-Belohnungszentrums »neu zu verdrahten«, indem es die Bildung neuer neuronaler Netzwerke fördert; und das könnte Suchtverhalten verringern.[32]

Es gibt auch erste Forschungsergebnisse, die darauf hinweisen, dass Ayahuasca die Kognition und das Lernen verbessert. Laborstudien haben gezeigt, dass Harmin das Lernen und das Gedächtnis bei Nagetieren verbessert. Und eine neuere Studie zeigte langfristige Verbesserungen im kognitiven Denkstil gesunder Ayahuasca-Konsumenten.[33]

Die Forschung legt auch nahe, dass Ayahuasca als Antidepressivum wirkt. Vorläufige Studien deuten darauf hin, dass eine Einzeldosis Ayahuasca bei Patienten mit wiederkehrenden Depressionen eine signifikante Reduzierung der depressiven Symptome für mindestens 21 Tage bewirkt. Eine kürzlich durchgeführte Studie zeigte, dass eine Einzeldosis Ayahuasca signifikante klinische Verbesserungen bei 80 Prozent der Patienten hervorruft, wobei die Wirkung sechs Monate anhält. Die an dieser Forschung beteiligten Wissenschaftler sind der Ansicht, dass die antidepressiven Effekte von Ayahuasca auf seine Fähigkeit zurückzuführen sein könnten, den Blutfluss in den mit depressiven Symptomen in Verbindung stehenden Hirnregionen zu erhöhen.[34]

Diese Forschung spiegelt die Behandlung des jungen Mannes mit der gebrochenen Wirbelsäule durch Rafael Chanchari wider: Als *médico* gab er ihm eine einzige Dosis Ayahuasca, um seine depressive Geisteshaltung zu verändern, mit überzeugenden Ergebnissen.

Wissenschaftler haben begonnen, das therapeutische Potenzial von Ayahuasca anzuerkennen, und das kommt mit einer Liste von Gegenanzeigen daher. Ayahuasca wird nicht empfohlen für Menschen, die an einer Psychose, Schizophrenie, bipolaren Störungen oder Herz-Kreislauf-Erkrankungen leiden, oder die pharmazeutische Medikamente wie Antidepressiva, angsthemmende Mittel, Medikamente gegen Bluthochdruck, Amphetamine, Sedativa oder Schlaftabletten verwenden. Auch für schwangere Frauen wird es nicht empfohlen.[35]

Abgesehen von diesen Gegenanzeigen kommt es manchmal vor, dass gesunde Personen, die sich angemessen vorbereitet haben und die gut verabreichtes Ayahuasca trinken, sich am Ende trotzdem durch die Erfahrung tief verwirrt fühlen. Ayahuasca kann eine verstörende und destrukturierende Wirkung auf Menschen haben. Dieses seltene Phänomen, das Wissenschaftler als »transitorische psychotische Krise« bezeichnen, ist noch nicht ausreichend erforscht und bedarf weiterer Untersuchungen.[36]

Tatsache ist, dass der Konsum von Ayahuasca zwangsläufig ein riskantes Unterfangen ist. Insofern als das Gebräu »psychedelisch« wirkt – was bedeutet, dass es die Psyche offenbart –, geht man ein Risiko mit seiner eigenen Psyche ein, wenn man es trinkt. Man weiß nie, was dieses potente Halluzinogen über einen selbst enthüllen wird, bis man es geschluckt hat; aber dann ist es zu spät, um umzukehren.

Der Anthropologe Luis Eduardo Luna bringt einen Teil des Problems auf den Punkt: »Die größten Gefahren von Ayahuasca betreffen nicht die möglichen negativen körperlichen Probleme, die gering sind und durch richtige Information vermieden werden können, und auch nicht die psychologischen Probleme, die in den meisten Fällen durch die richtige Einstellung kontrolliert werden können (obwohl sich natürlich jeder, der ernsthafte psychotische Probleme hat, von Ayahuasca fernhalten sollte). Das wirkliche Problem hat mit der Aufblähung des Egos zu tun, gegen die niemand immun ist. Dies kann die Form von messianischen Wahnvorstellungen und Missbrauch verschiedener Art annehmen, wie zum Beispiel das Ausnutzen der verletzlichen Situation, in der sich unerfahrene Menschen befinden, entweder aufgrund ihrer Angst, ihrer Unbedarftheit oder ihrer Dankbarkeit gegenüber der Person, die ihnen ihre Erfahrungen mit Ayahuasca ermöglicht hat.«[37]

Das Ausnutzen von Menschen, die Ayahuasca konsumiert haben, ist leider zu einem weit verbreiteten Phänomen geworden, insbesondere wenn es darum geht, dass männliche Ayahuasca-Praktizierende Frauen sexuell missbrauchen und handgreiflich angehen. In den letzten Jahren sind hinsichtlich dieses Problems zahlreiche Berichte aufgetaucht.[38]

Das Trinken von Ayahuasca macht Menschen beeinflussbar und setzt ihre Abwehrkräfte außer Kraft. Dies ist Teil des transformativen Potenzials des Gebräus – aber es versetzt die Nutzer auch in eine verletzliche Geisteshaltung. Skrupellose Praktizierende nutzen dies aus. Die Psychologin Rachel Harris weist darauf hin, dass alle bisherigen Berichte und Beschwerden über Vergewaltigungen und sexuellen Missbrauch männliche Ayahuasca-Praktizierende betreffen.[39]

Rafael Chanchari empfiehlt, dass Menschen, die mit Ayahuasca arbeiten, den Unterschied zwischen Ayahuasca-Visionen und ihren eigenen Projektionen begreifen und Selbstkontrolle lernen müssen. Das erfordert ein langes und schwieriges Training, sowie das Befolgen bewährter Vorgaben, wie das Vermeiden bestimmter Nahrungsmittel und der Verzicht auf sexuelle Kontakte vor und nach dem Trinken des Gebräus.

Wissenschaftler, die das therapeutische Potenzial von Ayahuasca untersuchen, profitieren davon, die dunkle Seite des Gebräus zu berücksichtigen, wenn sie zu einem vollständigen Verständnis gelangen wollen.

Für die Menschen im Amazonasgebiet besteht ein wichtiger Teil der Wirksamkeit von Ayahuasca in seiner Kraft als Abführmittel.[40] Deshalb nennen sie es *la purga*. Wie Rafael Chanchari sagt, reinigt das Gebräu den Magen und die Därme und befreit von Darmparasiten. Wissenschaftliche Studien bestätigen zudem, dass die in der Ayahuasca-Liane enthaltenen Harmala-Alkaloide antiparasitäre Eigenschaften haben.[41]

Doch wenn es um die eigentliche Entschlackung geht, führen die Wissenschaftler, die Ayahuasca in Labors und Kliniken untersuchen, am häufigsten Erbrechen als »unerwünschte Wirkung« auf. Sie verabreichen ihren Versuchspersonen sogar gefriergetrocknetes Ayahuasca, um das Erbrechen zu reduzieren.[42]

Damit Wissenschaftler *la purga* wirklich verstehen können, müssen sie vielleicht erkennen, dass der Gebrauch von »psychedelischem« Ayahuasca in erster Linie eine intensive körperliche Erfahrung einschließt.

Eine kürzlich durchgeführte ethnographische Studie über westliche Ayahuasca-Konsumenten bestätigte die therapeutischen Tugenden der Ayahuasca-Reinigung. Die Teilnehmer berichteten, dass sie nicht nur giftige Substanzen, die sich in ihrem Körper angesammelt hatten, ausstießen, sondern auch »psychischen Müll« und vergangene traumatische Erfahrungen.[43]

Abgesehen von der grundsätzlichen Frage der Entschlackung bestätigen Amazonas-Experten, dass Gesänge heilende Kraft haben und der Verzicht auf bestimmte Nahrungsmittel und Verhaltensweisen die Fähigkeit einer Person, von Ayahuasca zu lernen, verfeinern kann. Es scheint jedoch unwahrscheinlich, dass wissenschaftliche Abläufe in absehbarer Zeit *icaros* und *dietas* einbeziehen werden.[44]

Eine wahre Wissenschaft von Ayahuasca erfordert eine neue Art der Forschung – eine, die sich für eine andere Art des Wissens öffnet, ohne das Bedürfnis zu haben, entweder »daran zu glauben« oder »nicht daran zu glauben«. Gemäß den Worten des Anthropologen Eduardo Viveiros de Castro: »Indigenes Denken ernst zu nehmen, heißt zunächst einmal, sich zu weigern, es zu neutralisieren.« Das bedeutet, sich zu weigern, es zu erklären oder zu rationalisieren, und stattdessen seine Konsequenzen zu ziehen und die Auswirkungen zu überprüfen, die es auf das eigene Denken haben kann. Glaube hat mit diesem Prozess nichts zu tun, wie Viveiros de Castro betont: Indigenes Denken in Begriffen von Glaube oder Unglaube zu fassen, bedeutet, es auf den Boden der Theologie zu stellen, während das Singen bestimmter Melodien, um auf Menschen einzuwirken, die Ayahuasca getrunken haben, oder die Vorbereitung ihres Körpers und Geistes vor und nach der Erfahrung, mehr mit den praktischen Gegebenheiten des Seins in der Welt zu tun hat.[45]

Damit Wissenschaftler in einen echten Dialog mit Amazonas-Experten treten können, müssen sie sich ihrer eigenen Vorannahmen bewusst werden – und hier könnte Ayahuasca ins Spiel kommen, denn das Gebräu ist dafür bekannt, dass es den Menschen hilft, genau das zu tun.[46]

Amazonas-Experten sind der Ansicht, dass Ayahuasca ein Wesen ist, ähnlich wie ein Mensch. Mit dieser Meisterpflanze zu arbeiten bedeutet, eine auf Respekt basierende Beziehung zu entwickeln.

Wissenschaftler haben tendenziell Schwierigkeiten mit dem »animistischen« Konzept der Meisterpflanze – auch wenn die

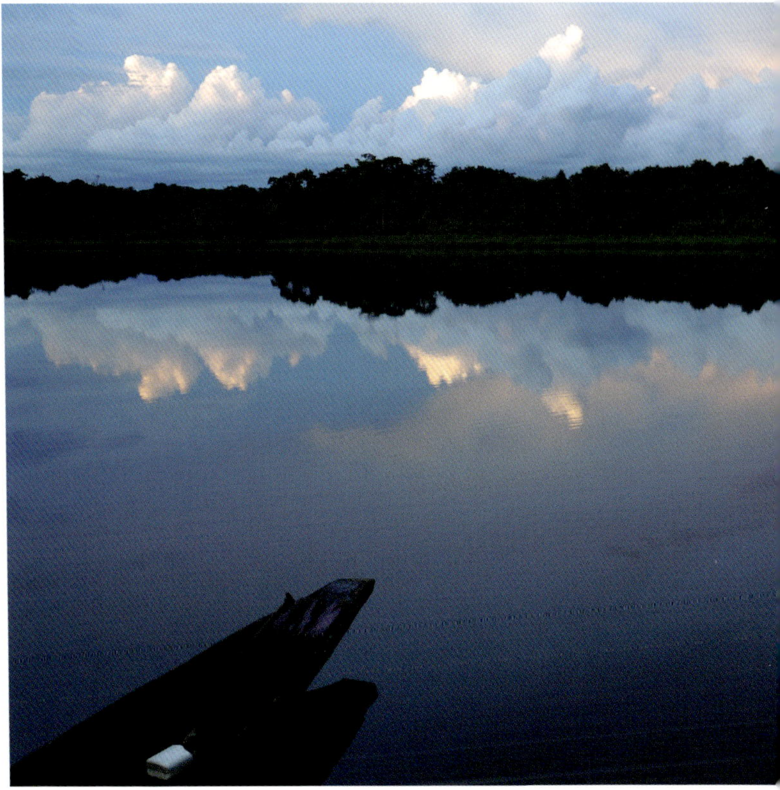

Ein Kanu in einer Lagune im Amazonas-Dschungel bei Sonnenuntergang.

Forschung zeigt, dass Ayahuasca die Kognition und das Lernen fördert und Bereiche in unserem Gehirn anregt, die mit dem Sehen von Bildern und dem Finden von Lösungen verbunden sind.

Wie bereits erwähnt, hängt die eigene Position zu solchen Dingen von dem eigenen Verständnis der Realität ab. Es steht den Menschen frei zu denken, was immer sie wollen, einschließlich, dass die »Mutter« von Ayahuasca nicht mehr ist als das Ergebnis der Wirkung der Alkaloide des Gebräus auf die menschlichen Neuronen und dass dieses Konzept eine unnötige Personifizierung ist.

Es ist jedoch interessant, in diesem Fall einen gegenteiligen Trend festzustellen: Eine wachsende Anzahl westlicher Ayahuasca-Nutzer neigt dazu, die Pflanze und das Gebräu zu personifizieren und zu feminisieren, indem sie sich auf eine Wesenheit beziehen, die sie »Großmutter Ayahuasca« nennen.[47]

Das weicht von der Amazonas-Sichtweise ab, die sich dem Geschlecht von Ayahuasca mit größerer Zweideutigkeit nähert.[48] Wie Rafael Chanchari sagt, kann die »Mutter« oder »Besitzerin« von Ayahuasca die Form eines Kolibris, einer Schlange, eines Jaguars, einer Fledermaus, einer langen Reihe weiblicher und männlicher Ärzte und Krankenschwestern, einer Armee männlicher und weiblicher Soldaten und vieler anderer Wesen annehmen.

Ayahuasca hat kein feststehendes Rezept und keine festgelegte Persönlichkeit.

Obwohl wesentlich weniger giftig als Tabak, bleibt Ayahuasca ein *pharmakon*, sowohl eine Medizin als auch ein Gift. Es kann heilen, lehren, läutern und verwirren, alles in einem.

Wie Rafael Chanchari sagt, haben alle Lehrerpflanzen, einschließlich Tabak und Ayahuasca, »zwei Seelen«. Sie sind von Natur aus zweideutig, und sie können diejenigen, die mit ihnen arbeiten, in Schwierigkeiten bringen.

In diesem kleinen Buch kombinieren wir indigenes Wissen und Wissenschaft, weil sie sich gegenseitig reichhaltig ergänzen und weil ihre Gegenüberstellung den Interessierten ein breites Spektrum an Informationen zur Verfügung stellt.

Wir ermutigen die Menschen nicht, Tabak oder Ayahuasca zu konsumieren, sondern zu verstehen, dass die Annäherung an diese machtvollen Pflanzen Umsicht, Respekt und Wissen erfordert.

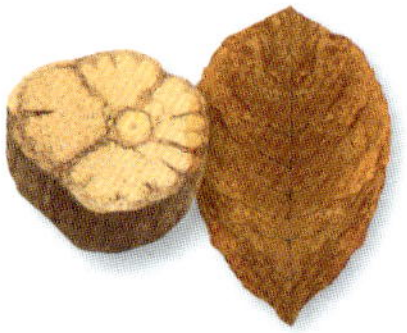

Fußnoten

1 Vgl. Mann 2011, S. 210–213.

2 Für eine aktuelle Liste von *Nicotiana*-Arten vgl. Oyuela-Caycedo & Kawa 2015, S. 28–31.

3 Vgl. Schultes 1977, S. 261; Schultes 1986, S. 229; de Oliveira et al. 2018, S. 2. Zu Ayahuasca-Varianten, die von Menschen im Amazonasgebiet identifiziert wurden, vgl. zum Beispiel Luna 1986, S. 151; Langdon 1988; Callaway et al. 2005, S. 146; Weiskopf 2005, S. 129.

4 Für eine interessante Diskussion von Schultes' »Rätsel« vgl. Sheldrake 2020. Highpine (2012, S. 29) schlägt vor, genetische Studien von Ayahuasca-Varietäten durchzuführen.

5 Rivier & Lindgren (1972) analysierten neun Ayahuasca-Proben, von denen drei kein DMT enthielten, und Callaway (2005) fand eine Ayahuasca-Probe von 29 ohne DMT. McKenna et al. (1984) formulierten die DMT-zentrierte Erklärung.

6 Davis 1998, S. 163.

7 Die Zitate stammen von Spruce (1874, S. 184) und Reichel-Dolmatoff (1972, S. 89, 91–92). Fichte trank eine einzelne Tasse reines Lianen-Ayahuasca, dann nahm er eine große Kalebasse Mandioka-Bier, sowie »eine große Zigarre, zwei Fuß lang und so dick wie das Handgelenk«, von der er ein paar Züge nahm, und schließlich eine Tasse Palmwein. Er berichtete, dass er Übelkeit verspürte, die er überwand, indem er in einer Hängematte lag und eine Tasse Kaffee trank. Spruces Tukano-Gastgeber schienen zu dieser Zeit keine strengen Diät-Vorschriften vorauszusetzen.

8 Highpine 2012, S. 9.

9 Vgl. Politi 2020, S. 6; Shulgin & Shulgin 1997, S. 446, zu Berichten über die Einnahme von Harmalin; Naranjo 1967, S. 389–90, zu harmalininduzierten Bilderwelten. Vgl. auch Politi et al., 2020.

10 Callaway 1999, S. 267.

11 Schenberg et al. (2015, S. 20–21) fanden heraus, dass Harmin und Harmalin spezifische Wirkungen im menschlichen Elektroenzephalogramm (EEG) induzieren, was bedeutet, dass sie zu den psychoaktiven Wirkungen von Ayahuasca im Gehirn beitragen; Dos Santos et al. (2017a, S. 106) diskutieren den »Entourage«-Effekt der Ayahuasca-Alkaloide. Shulgin & Shulgin (1997, S. 455–456) berichten über die Wirkung von Harmin. Beyer (2009, S. 218) erwähnt die Wechselwirkungen der Alkaloide der Liane.

12 Siehe dos Santos & Hallak 2017; Morales-García et al. 2017; Ferraz et al. 2019. In Bezug auf die Parkinson-Krankheit unterstützen vorklinische Studien die Verwendung reiner Lianen-Extrakte zur Verbesserung der motorischen Funktion bei Patienten – vgl. Schwarz et al. 2003; Djamshidian et al. 2015.

13 Millard 2017, S. 91–92.

14 Vgl. Frecska et al. 2016, S. 5, die schreiben: »Der hohe Gehalt an bioaktiven Stoffen in Ayahuasca deutet auf einen kombinierten Mechanismus der verschiedenen Wirkungen hin und erfordert weitere klinische Forschung, um die detaillierte Pharmakologie der Inhaltsstoffe aufzudecken.«

15 Vgl. Highpine 2012, S. 8–9, die erwähnt, dass man lernt, »sich von jeglicher Menge DMT-Feuerwerk nicht ablenken zu lassen« (S. 10). Vgl. auch Beyer 2009, S. 217, der DMT-Visionen als »Nebeneffekte« bezeichnet (S. 209).

16 Siehe z.B. Wang et al. 2010, deren Forschung darauf abzielt, Extrakte der Ayahuasca-Liane zu standardisieren – und die am Ende detaillierte und interessante Ergebnisse bezüglich der in der Liane enthaltenen bioaktiven Verbindungen präsentieren.

17 Vgl. Ott 1994, S. 19–31 – das Zitat ist auf S. 19 zu lesen.

18 Torres 2018, S. 238.

19 Siehe Kaasik 2020 – persönliche Mitteilung (2020).

20 Siehe Wang et al. 2010 zur chemischen Komplexität der Liane.

21 Kaasik 2020 (persönliche Mitteilung) wies in mehreren Proben von europäischem »Ayahuasca« Spuren des pharmazeutischen Antidepressivums Moclobemid nach.

22 Malcolm & Lee, 2017, S. 43: »Ayahuasca hat einen komplexen pharmakologischen Mechanismus, der noch nicht vollständig aufgeklärt ist […]«, Dos Santos & Halla 2019, S. 4: »Die neuronale Basis und der Wirkmechanismus der therapeutischen Wirkung von serotonergen Halluzinogenen werden noch nicht vollständig verstanden.«

23 Eine lesenswerte Zusammenfassung dieser Forschung bietet Pollan (2018).

24 Dos Santos et al. 2017a, S. 107: »Im Vergleich zu anderen Halluzinogenen wie Psilocybin ist die Zahl der Neuro-Bildgebungsstudien mit Ayahuasca noch gering, aber dieses Bild sollte sich in naher Zukunft ändern, da es eine steigende Anzahl von Studien mit Ayahuasca gibt.« Vgl. Araujo et al. (2012) zu den durch Ayahuasca stimulierten Hirnarealen.

25 Siehe Labate & Cavnar 2014; Frecska et al. 2016; Talin & Sanabria 2017; Pollan 2018; Palhano-Fontes et al. 2019.

26 In ihren Berichten beschreiben die Wissenschaftler Ayahuasca als »normalerweise durch Abkochung von zwei Pflanzen aus der Amazonasflora gewonnen: dem DMT-haltigen Busch *Psychotria viridis* und der Liane *Banisteriopsis caapi*, die MAOI enthält« (Viol et al. 2017, S. 2) oder sie bezeichnen die von ihnen analysierte Charge als »eine Standardprobe […], bestehend aus den Stengeln von *B. caapi* (reich an Harmin, THH und Harmalin) kombiniert mit den gewaschenen Blättern von *P. viridis* (reich an DMT), für mehrere Stunden gekocht und konzentriert«, vgl. Osorio et al. 2015. Uthaug et al. (2018, S. 2979) liefern folgende Definition des Gebräus: »Ayahuasca wird aus dem Strauch *Psychotria viridis*, der den serotonergen 2A-Rezeptor-Agonisten N,N-Dimethyltryptamin (DMT) enthält, und der Liane *Banisteriopsis caapi*, die Beta-Carbolin-Alkaloide wie Harmin, Harmalin und Tetrahydroharmin enthält, hergestellt.« Schenberg et al. (2015) stellen eine bemerkenswerte Ausnahme in diesem DMT-zentrierten Trend dar; indem sie von Anfang an verstanden haben, dass die Ayahuasca-Liane und ihre Alkaloide eine Rolle bei der Wirkung des Gebräus auf das Gehirn spielen, haben sie nach psychoaktiven Effekten von Harmin und Harmalin mittels EEG-Messung gesucht und diese gefunden.

27 Siehe dos Santos, 2013a; vgl. dos Santos et al., 2016, S. 195, 204.

28 Vgl. Hamill et al., 2018, S. 9; Malcolm & Lee, 2017, S. 41; Dos Santos, 2013a, S. 71; Dos Santos, 2013b.

29 Zur letalen Dosis vgl. Malcolm & Lee 2017, S. 40; Dos Santos & Hallak 2019, S. 5. Dos Santos (2013a, S. 70) verweist auf »eine Standarddosis Ayahuasca von 2 ml/kg Körpergewicht«; dies impliziert eine Dosis von 100 ml für eine 50 kg schwere erwachsene Frau; das 20-fache dieser Menge sind 2 Liter. Natürlich kann Ayahuasca zu einem dicken und potenten Sirup eingekocht werden, und in solchen Fällen wird die durchschnittliche wirksame Dosis kleiner; Kaasik (2020, S. 10) gibt 25 ml als die »übliche zeremonielle Dosis« für Frauen an, die in Kirchen in Santo Daime in Brasilien serviert wird – in diesem Fall wäre die 20-fache Menge ein halber Liter, immer noch eine Menge an Ayahuasca-Sirup, die sich nur schwer schlucken und im Magen behalten lässt.

30 Siehe Frecska et al., 2013; Frecska et al. 2016; Szabo et al. 2016.

31 Malcolm & Lee 2017, S. 41, und Hamill et al. 2018, S. 7, geben an, dass Ayahuasca keine Abhängigkeit erzeugt. Zu den möglichen Gehirnmechanismen vgl. Prickett & Liester, 2014, S. 117–118.

32 Vgl. Prickett & Liester 2014, S. 120–121.

33 Siehe Dos Santos & Hallak 2017; Uthaug et al. 2018.

34 Siehe Jimenez-Garrido et al. 2020; Sanches et al. 2016.

35 Vgl. Kilham 2014, S. 137–138; Harris 2017, S. 145–149; Sanches et al. 2016, S. 80.

36 dos Santos et al. 2017b, S. 153. Vgl. auch Frecska 2007, S. 77.

37 Luna, 2016, S. 277.

38 Siehe Hearn 2013; Peluso 2014. Zur Steigerung der Vorstellungskraft durch Halluzinogene, die eingesetzt und missbraucht werden können, vgl. Dobkin de Rios & Grob 1994.

39 Harris 2017, S. 167; siehe auch Chacruna Institute of Psychedelic Plant Medicines 2019, das die *Ayahuasca Community Guidelines for the Awareness of Sexual Abuse* (Richtlinien der Ayahuasca-Gemeinschaft zur Sensibilisierung für sexuellen Missbrauch) veröffentlicht hat, in denen festgestellt wird: »Sexueller Missbrauch und Fehlverhalten gegenüber Teilnehmenden in Ayahuasca-Kreisen sind leider weit verbreitet. Genaue Zahlen sind schwer zu ermitteln, da die meisten Fälle nie ans Licht kommen; dennoch ist das Thema in der Ayahuasca-Gemeinschaft allgemein bekannt.« Das Online-Dokument listet eine Reihe nützlicher Sicherheitsrichtlinien auf.

40 Gow (2001, S. 139) schreibt: »Als ich Leute der Piro fragte, warum sie gerne Ayahuasca nehmen, gaben sie zwei charakteristische Antworten. Erstens sagten sie, dass es gut sei, sich zu übergeben, weil Ayahuasca den Körper von den Rückständen des gegessenen Wildes reinige. Diese sammeln sich mit der Zeit an und verursachen ein allgemeines Unwohlsein und Müdigkeit und schließlich den Wunsch zu sterben. Ayahuasca vertreibt diese aus dem Körper und bewirkt, dass sich der Trinker wieder vital und jugendlich fühlt. Zweitens sagten mir die Leute, dass es gut sei, Ayahuasca zu nehmen, weil es einen sehen lässt. In den Worten eines Mannes: ›Du kannst alles sehen, alles.‹«

41 Siehe Alomar et al. 2013; Di Giorgio et al. 2004.

42 Übelkeit und Erbrechen sind die häufigsten »unerwünschten Wirkungen«, über die in der wissenschaftlichen Literatur über Ayahuasca berichtet wird. Vgl. zum Beispiel dos Santos et al. 2017a, S. 105; dos Santos & Hallak 2019, S. 3; Osorio et al. 2015, S. 8. Zur Verwendung von gefriergetrocknetem Ayahuasca vgl. zum Beispiel Riba et al. 2004; OSORIO et al. 2015, S. 8.

43 Siehe Fotiou & Gearin 2019.

44 Siehe Tresca et al. 2020.

45 Viveiros de Castro 2013, S. 489. Er schreibt auch: »Die Weigerung, die Frage in Begriffen des Glaubens zu stellen, scheint mir eine kritische anthropologische Entscheidung zu sein« (S. 491). Ingold (2006) sieht den Animismus als »eine Art des Seins, die lebendig und offen für eine Welt im ständigen Werden ist«, und nicht als »ein System von Glaubensvorstellungen« (S. 9–10).

46 Vgl. Shanon 2002, S. 165–166, 195–196.

47 Siehe zum Beispiel Harris 2017.

48 Die Anthropologin Françoise Barbira Freedman (2010, S. 170), welche die Geschlechtszuordnungen schamanischer Pflanzen im oberen Amazonasgebiet untersuchte, bestätigt eine fehlende Geschlechtszuschreibung für die Ayahuasca-Liane durch die indigene Bevölkerung des peruanischen Amazonas. Darüber hinaus stellen Mythen und Geschichten aus dem Amazonas Ayahuasca manchmal als Mann, manchmal als Frau dar; zum Beispiel sehen die Cashinahua, Witoto und Yagua die Hüterin oder Mutter von Ayahuasca als Mann, während die Piro, Canelos Quichua und Desana sagen, sie sei eine Frau – vgl. Lagrou 1998, S. 116, 120; Niño 1977 (zitiert in Luna & White 2016, S. 100); Chaumeil 1983, S. 40; Gow 2001, S. 142; Whitten 1976, S. 40; Reichel-Dolmatoff 1971, S. 36–37; ebd., 1975, S. 146ff. Die Anthropologin Evgenia Fotiou (2010, S. 148–149) wies auf den jüngsten Trend unter westlichen Ayahuasca-Nutzern hin, die Pflanze und das Gebräu zu feminisieren.

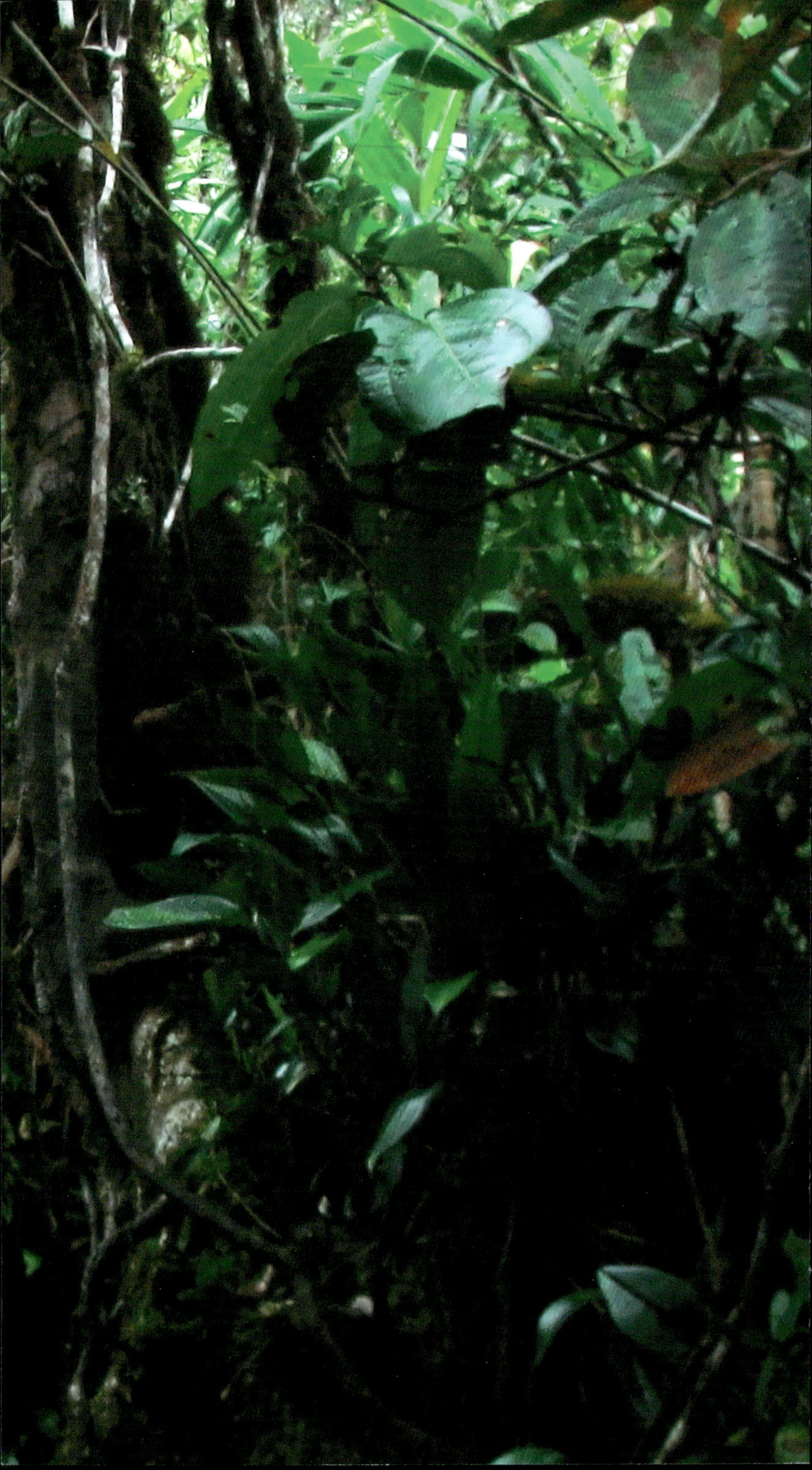

Epilog

Jeremy Narby

Dieses kurze Buch legt zwei Wege dar, psychoaktive Pflanzen zu betrachten. Die Integration dieser beiden Ansätze in ein kohärentes und ganzheitliches Verständnis ist ein komplexes Unterfangen. Ich möchte den Lesern nicht vorschreiben, wie sie dabei vorgehen sollen, denn es ist wichtig, den Menschen zu erlauben, ihre eigenen Schlussfolgerungen entsprechend ihrer Sicht der Welt zu ziehen. Aber ich kann ein Zeugnis darüber ablegen, wie ich persönlich mit dieser Frage umgehe.

Wie bereits erwähnt, wurde ich durch den Rationalismus und den Materialismus geprägt. Bis heute lese ich nach, wenn ich etwas verstehen will – einen Virus, eine Pflanze, einen Impfstoff –, was die Wissenschaft darüber sagt. Ich möchte über die Moleküle Bescheid wissen, die ich in meinen Körper aufnehme, und wenn möglich, was sie tun, wenn sie einmal drin sind.

Und weil ich Moleküle ernst nehme, weiß ich, dass es viele Dinge gibt, die von der Wissenschaft nicht verstanden werden. Wissenschaftler haben vielleicht herausgefunden, dass Nikotin eine wichtige Rolle bei der Wirkung des Tabaks spielt, aber sie haben keine klare Vorstellung davon, was im Körper, im Gehirn und im Geist eines Tabakschamanen vor sich geht, der sich »in einen Jaguar verwandelt«.

Da ich das Privileg hatte, Zeit mit Menschen aus dem Amazonasgebiet zu verbringen, weiß ich, dass sie ein tiefes Wissen über Pflanzen, Körper und Geist haben, das sie in persönlichen Begriffen ausdrücken und nicht in molekularen. Immer wieder habe ich festgestellt, dass das Ernstnehmen ihrer Ansichten zu überprüfbarem und nützlichem Wissen führt. Jetzt betrachte ich das indigene Wissen des Amazonas als eine kohärente Art des Wissens, die parallel zur Wissenschaft genutzt werden kann.

Ich vergleiche die Nutzung dieser beiden Wissenssysteme mit dem Sprechen zweier Sprachen. Als zweisprachige Person weiß ich, dass man auf Englisch Dinge sagen kann, die auf Französisch nicht möglich sind, und umgekehrt. Zum Beispiel gibt es kein echtes französisches Äquivalent für das Wort *pattern;* das Wörterbuch schlägt statische Wörter vor, die *Design, Skizze* oder *Modell* bedeuten, oder auch Wörter, die *Gewohnheit* oder *Tendenz* bedeuten – aber nichts, was die sich entwickelnden und zeitreichen

Qualitäten des ursprünglichen Konzepts wiedergibt. Ebenso wird das französische Wort *démarche* mit Gang, Gangart oder Annäherung übersetzt, aber das Englische hat keinen Begriff für eine vollwertige *démarche*, die an *intellektuelles Denken* oder *Philosophie* grenzt und doch persönlich und spezifisch bleibt. Die Welt auf Englisch oder Französisch zu denken, ist also nicht dasselbe, selbst für jemanden, der beide Sprachen fließend beherrscht. Natürlich ist eine Übersetzung von der einen in die andere Sprache immer möglich. Aber exakte Wort-für-Wort-Übersetzungen neigen dazu, seltsam zu klingen, und Übersetzer stehen vor dem Dilemma, weniger getreue Entscheidungen zu treffen, um den Rhythmus oder die Emotion des Originals zu vermitteln – was bedeutet, dass die Übersetzung an Verrat grenzt. Und manche Dinge lassen sich einfach überhaupt nicht übersetzen. All das bedeutet nicht, dass eine Sprache besser ist als die andere, sondern nur, dass es ständiger Übung bedarf, beide Sprachen gut zu sprechen und zwischen ihnen hin und her zu wechseln. Und jung anzufangen, hilft auch.

Das Gleiche gilt, wenn es darum geht, Wissenschaft und indigenes Wissen zu kombinieren. Erlauben Sie mir, ein Beispiel zu geben. Wenn ich gebeten werde, mich mit dem Thema der wahren Natur der Pflanzen zu befassen, frage ich mich zunächst: »Wie würden die Amazonasbewohner das sehen? Und wie würden Wissenschaftler es betrachten?« Es stellt sich heraus, dass sich die wissenschaftliche Sichtweise auf Pflanzen in den letzten circa 30 Jahren von einer streng materialistischen und geistlosen Perspektive wegbewegt hat und Wissenschaftler nun anerkennen, dass Pflanzen wahrnehmen, kommunizieren, entscheiden, lernen und sich erinnern. Sie sind vielleicht noch nicht so weit, Pflanzen zu personifizieren, aber sie haben sich der indigenen Sichtweise von Pflanzen als intelligente Wesenheiten angenähert. Haben Pflanzen also Persönlichkeiten? Hat zum Beispiel der Tabak wirklich eine »Mutter«? Vor vielen Jahren hatte ich große Schwierigkeiten, die Vorstellung einer »Mutter des Tabaks« ernst zu nehmen. Aber heute sehe ich kein Problem mehr darin, dass die Pflanze so etwas wie eine starke Persönlichkeit hat. In meiner Erfahrung war der Konsum von Tabak wie die Begegnung mit einer feurigen Person. Als junger Anthropologe stellte ich fest, dass eine einzige Dosis starken Tabaks meine Persönlichkeit beeinflusste: Ich fühlte mich dadurch warm, mächtig, räuberisch und weise – und zwar auf eine so tiefe Art und Weise, dass ich diese Gefühle noch Jahrzehnte später abrufen und anzapfen kann. Ich verlange von niemandem, zu glauben, dass Tabak *wirklich* eine Persönlichkeit hat. Ich bin mir auch nicht sicher, ob ich wirklich glaube, dass er eine hat. In der Tat bin ich nicht so sehr an Glauben interessiert. Aber ich denke, Tabak so zu betrachten, als ob er eine Persönlichkeit hätte, ist interessant und wahrscheinlich gar nicht so falsch.

Wissenschaftler hingegen weigern sich zu personifizieren und bestehen auf der Objektivierung, weil das ihre Methode ist. Sie weigern sich also, die »Persönlichkeit« des Tabaks zu betrachten, und ich bedaure diese auferlegte Grenze, auch wenn ich sie verstehe. Aber darüber hinaus achte ich darauf, was Wissenschaftler zu diesem Thema zu sagen bereit sind. Und die wissenschaftliche Meinung ist, dass die Nikotinmoleküle der Pflanze alle möglichen Auswirkungen auf unsere Hormone und unseren Herzschlag haben: Adrenalin, Dopamin, Endorphine, Testosteron, Östrogen, all diese Substanzen überfluten unser System, wenn wir Tabak konsumieren. Und ich habe wenig Zweifel daran, dass es einen Zusammenhang gibt, dass ich mich warm, mächtig, räuberisch und weise fühlte, als ich vor all den Jahren die Paste des alten Tabakschamanen schluckte.

Ich meine nicht, dass die wissenschaftliche Lesart, die sich auf Moleküle und Hormone stützt, mein Erlebnis der »Jaguartransformation« *erklärt.* Aber ich denke, dass das Nikotin und die Hormone zu diesem Erlebnis beigetragen haben. Beide Ansichten können gleichzeitig wahr sein: Ein Wissenschaftler wird von Hormonspiegeln sprechen, ein Schamane von Jaguartransformation – beide beziehen sich auf dasselbe Ereignis, aber in zwei verschiedenen Sprachen. Keiner hat »mehr Recht« als der andere.

Zum Ableben von Carlos Perez Shumas Schwiegervater – der sich in einen Jaguar verwandelte, indem er eine starke Dosis Tabaksaft zu sich nahm, und der dann starb, weil sein Herz brannte, während ihm der Schweiß herunterlief – ist es interessant zu bemerken, dass eine Überdosis Nikotin Herzinfarkte verursachen kann, deren wichtigstes Symptom starkes Schwitzen ist. Noch einmal: Ich erhebe nicht den Anspruch, eine Geschichte rational zu erklären, die ich zu dem Zeitpunkt, als ich sie hörte, völlig irrational fand. Vielmehr denke ich, dass ein nikotininduzierter Herzinfarkt eine Möglichkeit ist, welche die ursprüngliche Geschichte gut ergänzt – aber sie ist auch nicht nachweisbar, weil die Ereignisse zu lange zurückliegen.

Indem ich mich für die Gültigkeit des indigenen Wissens als eine zweite Art des Wissens und als eine Ergänzung zur

Wissenschaft geöffnet habe, fühle ich mich besser für den Versuch gerüstet, der Welt einen Sinn zu geben. Ich habe mehr Konzepte, mehr Blickwinkel und mehr mögliche Szenarien.

Ich habe mit Rafael Chanchari darüber gesprochen, und er stimmt mir von ganzem Herzen zu. Als zweisprachiger Mensch pendelt er täglich zwischen Shawi und Spanisch und zwischen indigenem Wissen und Wissenschaft hin und her. Er sagt, er fühle sich, als habe er zwei Schubladen in seinem Kopf, eine für jede Sprache, und sie können miteinander kommunizieren. Seiner Meinung nach haben alle zweisprachigen Menschen diese Fähigkeit, hin und her zu gehen. Er beschreibt es als eine Fähigkeit, die man mit der Zeit entwickelt, wie das Jonglieren.

Ich denke, der Schlüssel zur Integration zweier verschiedener Wissensarten ist, oft genug und über einen langen Zeitraum zwischen den beiden hin und her zu wechseln. Übung macht den Meister.

Und obwohl es Arbeit und Hingabe erfordert, denke ich, dass Zweisprachige mehr Spaß haben.

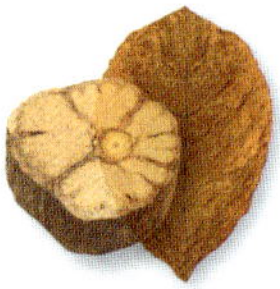

Anhang

Vape, Schnupftabak, *Rapé* und Snus

Schätzungsweise 50 Millionen Menschen weltweit verwenden elektronische Zigaretten oder »vape« (Dampf/Rauch von E-Zigaretten), und 300 Millionen Menschen verwenden rauchfreien Tabak wie Schnupftabak, *Rapé* (ausgesprochen *ha-pä*) und Snus. Die Nutzer dieser Produkte scheinen im Vergleich zu Zigarettenrauchern eine deutlich niedrigere Gesamtsterblichkeitsrate zu haben. Das bedeutet aber nicht, dass sie harmlos sind. Für interessierte Leser bietet dieser Anhang einen Überblick über die Gesundheitsrisiken, die sie darstellen.

Elektronische Zigaretten (oder E-Zigaretten) sind ein junges Phänomen, und ihre Auswirkungen auf die Gesundheit des Menschen sind noch weitgehend unerforscht. Es gibt Tausende von E-Juice-Aromen, die den Verbrauchern zur Verfügung stehen, aber nur wenige Studien haben bisher die Belastung durch Aromastoffe untersucht. Die **Liquids** (Flüssigkeiten) der E-Zigaretten sind kaum reguliert, und ihre potenziell schädlichen Auswirkungen sind nicht gut bekannt.

E-Zigaretten geben keinen Dampf, sondern Aerosol ab. »Dampf« ist der gasförmige Zustand einer Substanz, die normalerweise fest oder flüssig ist, zum Beispiel Wasserdampf; während Aerosol eine Flüssigkeit oder ein Feststoff ist, der aus fein verteilten, in einem gasförmigen Medium aufgelösten Partikeln besteht, zum Beispiel Flohpulverspray. Eigentlich ist »verdampfen« eine unzutreffende Bezeichnung.

Im Jahr 2016 zeigte eine erste Studie, dass über 90 Prozent der handelsüblichen E-Zigaretten Aromastoffe enthalten, vor allem **Diacetyl** und **2,3-Pentanedion.** Diese Substanzen, die einen cremigen Geschmack erzeugen und zu Aromen wie Butter, Karamell, Piña Colada und Erdbeere beitragen, gelten in Lebensmitteln als sicher. Wenn sie jedoch so stark erhitzt werden, dass sie aerosoliert werden, können sie die kleinsten Atemwege der Lunge irreversibel verstopfen. Dieser Zustand trat erstmals in den frühen 2000er Jahren bei Arbeitern auf, die in Popcornverarbeitungsanlagen mit Mikrowellen künstliches Butteraroma eingeatmet hatten; zunächst als »Popcorn-Lunge« bezeichnet, wird sie heute als »aromenbedingte Lungenerkrankung« oder **obliterative Bronchiolitis** bezeichnet.

Es ist schwer verständlich, dass E-Zigaretten weiterhin Substanzen enthalten, die mit einer solchen Atemwegserkrankung in Verbindung gebracht werden.

Im Jahr 2019 äußerte sich dazu der Spezialist für öffentliche Gesundheit, Joseph Allen, der die ersten Forschungen zu den **toxischen Komponenten von E-Zigaretten-Aromen** durchführte: »Anwender von E-Zigaretten erhitzen und inhalieren Aromastoffe, die nie auf Inhalationssicherheit getestet wurden. Obwohl einige E-Zigarettenhersteller angeben, dass sie kein Diacetyl oder 2,3-Pentandion verwenden, stellt sich die wichtige Frage, welche Chemikalien sie dann für die Aromatisierung verwenden. Außerdem werden die Arbeiter vor den Gefahren des Einatmens von Aromastoffen gewarnt. Warum erhalten Anwender von E-Zigaretten nicht die gleichen Warnungen?«

Ein weiterer problematischer Aspekt von E-Zigaretten betrifft die Geräte selbst. Einige E-Zigaretten erlauben es den Anwendern, die von der elektrischen Spule erzeugte Hitze zu erhöhen, um die Aerosolproduktion und die Nikotinabgabe zu steigern, und dies kann die chemische Zusammensetzung der produzierten Aerosole massiv verändern.

In den meisten Fällen besteht die E-Zigaretten-Flüssigkeit zu mehr als 90 Prozent aus **Glycerin** und **Propylenglykol**, die als Lebensmittelzusatzstoffe keine Anzeichen von Toxizität aufweisen; Glycerin ist eine ölige Flüssigkeit mit einem warmen, süßen Geschmack, und Propylenglykol ist farb- und geschmacklos; aber wenn sie bei hohen Temperaturen verbrannt werden, zersetzen sie sich und bilden die krebserregenden Stoffe Formaldehyd und Acetaldehyd.

Untersuchungen zeigen, dass das Erhöhen der Spannung von E-Zigaretten von 3,2 V auf 4,8 V zu einem bis zu 200-fachen **Anstieg der Formaldehyd- und Acetaldehyd-Werte** führt, was sie in den Bereich der im Zigarettenrauch gemessenen Werte bringt. In einer kürzlich durchgeführten Studie testeten Forscher handelsübliche E-Zigaretten-Produkte und fanden heraus, dass alle Formaldehyd und Acetaldehyd erzeugten – in den meisten Fällen in einer Konzentration, die deutlich unter den Werten lag, die in industriellen Tabakzigaretten beobachtet wurden, in einigen Fällen jedoch darüber. Sie führten die höheren Werte auf Geräte mit Heizspiralen zurück, die während des Paffens 350 °C überschritten. Wenn die Temperaturen diesen Schwellenwert überstiegen, nahmen die Formaldehyd- und Acetaldehyd-Werte steil zu.

Das deutet darauf hin, dass die Toxizität von E-Zigaretten nicht nur von ihrem Inhalt abhängt, sondern auch davon, wie die Menschen sie benutzen.

Neuere Studien haben auch ergeben, dass Aerosole aus E-Zigaretten Metalle wie Blei, Nickel, Cadmium und Chrom enthalten. Eine mögliche Erklärung dafür könnte sein, dass Metalle in der Heizspirale während des Erhitzungsprozesses auslaugen.

Im Jahr 2018 untersuchten der Forscher Pablo Olmedo und sein Team 56 E-Zigarettengeräte von täglichen Nutzern und fanden einen signifikanten Anstieg der Konzentrationen **toxischer Metalle,** nachdem die E-Liquids aerosoliert worden waren: Die Anteile von Blei und Zink stiegen um mehr als 2000 Prozent, diejenigen von Chrom, Nickel und Zinn um mehr als 600 Prozent. Die Konzentration der in den Aerosolen gefundenen Metalle »überstieg die aktuellen Gesundheitsgrenzwerte in fast 50 Prozent oder mehr der Proben für Chrom, Mangan, Nickel und Blei«. Sie folgerten: »Diese Ergebnisse stützen die Hypothese, dass Metalle vom Gerät (höchstwahrscheinlich der Spule) auf das E-Liquid und vom E-Liquid auf das vom Anwender eingeatmete Aerosol übertragen werden.«

Wenn Metalle inhaliert statt eingenommen werden, verbleiben sie im Körper in wesentlich höheren Konzentrationen. Einige Metalle, wie Zink, Mangan, Kupfer, Chrom und Nickel, sind essenzielle Elemente, die in Spuren lebenswichtig für die menschliche Gesundheit sind – aber sie werden tendenziell giftig, wenn sie eingeatmet werden. Chrom und Nickel werden mit Lungenkrebs in Verbindung gebracht. Und Blei ist giftig, egal auf welche Weise man es aufnimmt.

Eine aktuelle Studie zeigte, dass winzige Kupferpartikel in den Aerosolen der E-Zigaretten Lungenzellen schädigen, insbesondere deren DNA, die sie aufbrechen. Die Forscher fanden heraus, dass eine fünfminütige Aerosolbelastung keinen Unterschied für die Unversehrtheit der DNA von Lungenzellen darstellte, Belastungszeiten von mehr als zehn Minuten jedoch zu signifikanten Schäden führten.

Das deutet darauf hin, dass die Häufigkeit und Dauer des Gebrauchs von E-Zigaretten ihre Toxizität erhöht. Die meisten E-Zigaretten enthalten außerdem Nikotin, das stark süchtig macht und erhebliche Auswirkungen auf die menschliche Physiologie und Gesundheit hat.

Die Wissenschaft vom »Dampfen« steckt noch in den Kinderschuhen, und es muss noch viel Forschung betrieben werden. Möglicherweise gibt es bereits eine neue Generation von E-Zigaretten, die sicherer sind als andere, mit Heizspiralen, die weder Metall auslaugen noch über die kritische Schwelle von 350 °C hinaus erhitzen. Einige Marken bieten vielleicht schon E-Liquids an, die frei von schädlichen Aromastoffen sind. Aber beim derzeitigen unregulierten Zustand des Marktes kann man sich nur sehr weniger Dinge sicher sein.

Verbraucher würden sicherlich davon profitieren, wenn sie Bescheid wüssten über die Inhalte der E-Liquids, die sie aerosolieren und inhalieren, und wenn sie auf die Qualität des Geräts achten würden, das sie benutzen, sowie auf die Temperatur, die sie einstellen.

Da E-Zigaretten ein junges Phänomen sind, werden ihre Auswirkungen auf die Gesundheit des Menschen gerade erst deutlich. Bei einigen Konsumenten beginnt sich eine »dampfbedingte Lungenbeeinträchtigung« abzuzeichnen. Die sich verschlechternde Lunge regelmäßiger Anwender entzündet sich chronisch, was eine Reihe von Problemen verursachen kann, einschließlich einer erhöhten Anfälligkeit für Atemwegserkrankungen wie Covid-19.

Im Gegensatz zu E-Zigaretten hat **Schnupftabak** eine lange Geschichte der menschlichen Nutzung und scheint die Lunge nicht zu beeinträchtigen. Kommerziell erhältlicher Schnupftabak wird aus fermentiertem und feuergetrocknetem Tabak hergestellt, in Form eines dunklen und feinen Pulvers, das die Nutzer entweder zwischen Wange und Zahnfleisch lutschen oder durch die Nase inhalieren. Schnupftabak enthält weder Teer noch giftige Gase, die bei der Verbrennung von Zigaretten entstehen, und auch keine der schädlichen Substanzen, die in den Aerosolen von E-Zigaretten enthalten sind. Aber er birgt eigene Risiken.

Schnupfen bringt Nikotin fast genauso effizient ins Blut wie Rauchen und Dampfen, da es leicht von den Schleimhäuten in Mund und Nase aufgenommen wird. Das bedeutet, dass Schnupftabak genauso süchtig macht wie Zigaretten und E-Zigaretten.

Wie die meisten Formen des kommerziellen Tabaks – einschließlich Pfeifen-, Zigarren-, Shisha- und Kautabak – enthält Schnupftabak starke Karzinogene, die **Nitrosamine** genannt werden.

Nitrosamine entstehen bei der Trocknung und Verarbeitung des Tabaks, wenn Bakterien Nitrit produzieren, das die Alkaloide der Pflanze abbaut. Grüne Tabakblätter enthalten praktisch keine Nitrosamine. Diese giftigen Substanzen sind in Tabakprodukten unterschiedlich stark vorhanden, je nach Tabaksorte und landwirtschaftlichen Praktiken wie Düngung und Trocknungsmethoden. Auch die Lagerungsbedingungen spielen eine Rolle: Je länger Tabakprodukte bei Raumtemperatur im Regal liegen, desto höher ist ihr Nitrosamingehalt.

Eines ist sicher: Der Konsum von Tabak mit hohem Nitrosamingehalt ist gefährlich, da diese Substanzen eine beachtliche Fähigkeit haben, Tumore in der Mundhöhle, der Speiseröhre und der Nasenschleimhaut zu verursachen.

Untersuchungen zum Schnupftabakkonsum bestätigen dies. Schnupfen erhöht das Krebsrisiko in Nase, Nebenhöhlen, Mund,

Rachen, Wangen, Zahnfleisch, Lippen, Zunge, Speiseröhre und Bauchspeicheldrüse. Es erhöht auch das Risiko für Herzinfarkte, Herzerkrankungen, Bluthochdruck, Schlaganfälle und Typ-2-Diabetes – und je mehr man schnupft, desto höher sind die Risiken. Und wenn man während der Schwangerschaft schnupft, erhöht sich das Risiko einer Früh- sowie einer Totgeburt.

Wie Schnupftabak ist auch nordischer **Snus** eine pulverisierte Form des Tabaks, aber seine Auswirkungen auf die menschliche Gesundheit scheinen weniger schwerwiegend zu sein. Der ursprünglich in Schweden hergestellte Snus enthält Tabak, der luftgetrocknet und dampfpasteurisiert ist statt fermentiert und feuergetrocknet. Dadurch wird das Wachstum von Bakterien eingeschränkt, die die Bildung von Nitrosaminen begünstigen.

Einige schwedische Marken überwinden das Nitrosamin-Problem fast vollständig, indem sie Bakterien aus dem Produktionsprozess ausschließen; außerdem wählen sie Tabakpflanzen, die mit wenig Stickstoff gedüngt werden, was die Entwicklung von Nitrosaminen weiter einschränkt.

Und **nordische Snus-Produkte** werden in der Regel in den Verkaufsstellen gekühlt aufbewahrt, was ebenfalls das Wachstum von Bakterien und die Entstehung von Nitrosaminen verhindern kann.

Jahrelang waren die Studien über die gesundheitlichen Auswirkungen des nordischen Snus nicht schlüssig – ganz im Gegensatz zu anderen Tabakprodukten. Schwedische Wissenschaftler haben jedoch kürzlich nachgewiesen, dass Konsumenten von nordischem Snus ein höheres Risiko haben, an Typ-2-Diabetes zu erkranken, wobei starke Konsumenten ein ähnlich hohes Risiko aufweisen wie Zigarettenraucher. Es ist bekannt, dass Nikotin die Insulinresistenz und damit das Risiko für Typ-2-Diabetes erhöht.

In Anbetracht der Tatsache, dass der Konsum von **nordischem Snus** nicht überzeugend mit Herz-Kreislauf-Erkrankungen oder Krebs in Verbindung gebracht wird, meinten Sofia Carlsson und Team, die diese Forschung durchführten: »Die diabetesfördernde Wirkung von Zigaretten und Snus wird daher wahrscheinlich durch Nikotin unterstützt, während die tabakbedingten Risiken von Herz-Kreislauf-Erkrankungen und Krebs möglicherweise auf andere Bestandteile des Tabakrauchs zurückzuführen sind.«

Nordischer Snus scheint weniger Risiken für die Gesundheit des Menschen zu bergen als die meisten anderen Tabakprodukte. Studien deuten darauf hin, dass seine Anwender eine niedrige

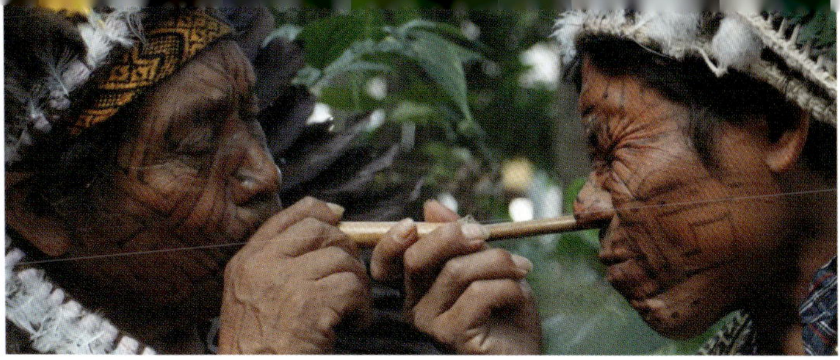

Mit einem traditionellen Blasrohr *(tepi)* bläst ein Mann dem anderen *Rapé* in die Nase.

tabakbedingte Sterblichkeitsrate haben. Aber nordischer Snus bleibt in der Europäischen Union verboten, und nur eine Handvoll Länder erlauben seinen Vertrieb, darunter Schweden, Norwegen, Südafrika und die Vereinigten Staaten. Er enthält hohe Mengen an Nikotin, das er in einer gut absorbierbaren Form abgibt. Und Nikotin kann erhebliche Auswirkungen auf die Gesundheit des Menschen haben. Zum Beispiel schadet es dem Fötus, sodass schwangere und stillende Mütter gut daran tun, den Konsum von Nikotin jeglicher Form zu vermeiden, einschließlich des nordischen Snus.

An dieser Stelle ist es wichtig zu erwähnen, dass einige Tabakunternehmen derzeit ein Produkt namens »Snus«, auch bekannt als »amerikanischer Snus«, vermarkten, ohne anzugeben, wie sie es herstellen oder was es enthält. Daher kann man nicht sicher sein, ob sie zum Beispiel pasteurisierten Tabak verwenden oder nicht. Im Gegensatz zu nordischem Snus enthält amerikanischer Snus Zucker und relativ geringe Mengen an leicht resorbierbarem Nikotin; als solcher scheint er eher als Ergänzung zum Zigarettenrauchen gedacht zu sein denn als Ersatz. Chemische Analysen zeigen, dass amerikanischer Snus im Durchschnitt doppelt so viele Nitrosamine enthält wie nordischer Snus. Aber im Moment erschwert es die Geheimniskrämerei in Bezug auf die Produktion des amerikanischen Snus, die wahre Beschaffenheit dieses Produkts zu erkennen.

Zu guter Letzt: **Rapé.** Dieser Schnupftabak aus Südamerika hat in letzter Zeit internationale Popularität erlangt. Die Ureinwohner des Amazonas bereiten *Rapé* seit Jahrtausenden in verschiedenen Formen zu und verwenden ihn für unterschiedliche Zwecke, darunter medizinische, rituelle und soziale. *Rapé* wird in der Regel aus *Nicotiana rustica* hergestellt und enthält daher einen hohen Anteil an Nikotin. Er kann auch alkalische Asche enthalten, die die Verfügbarkeit von Nikotin erhöht, sowie andere pflanzliche Stoffe wie Zimt und Kakao für den Geschmack.

Bis heute hat, soweit wir wissen, nur eine Studie die **chemische Zusammensetzung** verschiedener *Rapés* untersucht, basierend auf einer Stichprobe von zehn kommerziellen Produkten, die in Brasilien gekauft wurden, und zwei *Rapés*, die von indigenen Amazonasbewohnern handgefertigt wurden. Bemerkenswerterweise waren die Nitrosamingehalte der handgefertigten *Rapés* ähnlich wie die des nordischen Snus, während die kommerziellen *Rapés* im Durchschnitt **15-mal höhere Nitrosamingehalte** aufwiesen. Die Forscher führten diesen Unterschied auf die Verwendung von fermentiertem Tabak bei den kommerziellen Marken zurück. Allerdings wiesen die beiden indigenen *Rapés* im Vergleich zu ihren kommerziellen Gegenstücken höhere Werte an **krebserregenden Kohlenwasserstoffen** auf, was darauf hindeutet, dass sie mit feuergetrocknetem Tabak hergestellt wurden.

Eine einzige Studie mit insgesamt zwölf Proben ist eindeutig eine unzureichende Grundlage für Verallgemeinerungen. Außerdem ist die Herstellung von *Rapé* völlig unreguliert, so dass jeder *Rapé* sowohl fermentierten oder feuergetrockneten Tabak als auch eine Reihe von Pflanzenbeimischungen enthalten kann; wie andere Formen von Schnupftabak variiert *Rapé* in seiner Zusammensetzung beträchtlich. Bis heute gibt es keine Studien über seine gesundheitlichen Auswirkungen. All das macht es schwer, die Risiken dieses südamerikanischen Tabakerzeugnisses zu beurteilen.

Es ist mehr Forschung zu *Rapé* erforderlich.

Zusammenfassend zeigt der Fall des nordischen Snus, dass es möglich ist, die Gefahren von Tabakprodukten zu reduzieren, indem man die Tabakpflanze von Anfang bis Ende sorgfältig behandelt. Dazu gehört, auf Anbau, Verarbeitung und Lagerung zu achten und fermentierten und feuergetrockneten Tabak zu vermeiden. Und für die Nutzer ist es wahrscheinlich von Vorteil, wenn sie ihre Tabakprodukte gekühlt aufbewahren, wenn das möglich ist.

Kein Tabak oder nikotinhaltiges Produkt kann als sicher bezeichnet werden. Tabak ist eine machtvolle Pflanze, und sein Hauptalkaloid Nikotin ist eine machtvolle Substanz. In jedem Fall müssen Tabak und Nikotin mit Klarheit und Sorgfalt behandelt werden.

Fußnoten

1 Siehe Jones 2019; Rostron et al. 2018; Fischer et al. 2019.

2 Siehe Zhu et al. 2014; Muthumalage et al. 2018.

3 Siehe Orellana-Barrios et al. 2015.

4 Siehe Allen et al. 2016; National Academies of Sciences, Engineering, and Medicine 2018; CDC 2017; Park et al. 2018.

5 Siehe Kosmider et al. 2014. Hahn et al.(2014) fanden heraus, dass E-Liquids im Durchschnitt 37 % Glycerin (oder Glycerol) und 57 % Propylenglykol enthalten.

6 Siehe Flora et al. 2017.

7 Siehe Flora et al. 2017.

8 Olmedo et al. 2018.

9 Vgl. National Academies of Sciences, Engineering, and Medicine 2018, S.203; Tchounwou et al., 2012, S. 2.

10 Vgl. Lerner et al. 2016, S. 5.

11 E-Zigaretten können als »elektronische Nikotinabgabesysteme« verstanden werden (siehe zum Beispiel Unger & Unger 2018), aber sie geben nicht immer Nikotin ab. Eine aktuelle Studie zeigte, dass ein Drittel der 18-Jährigen in Amerika mindestens einmal eine solche E-Zigarette geraucht hatte, und von diesen berichteten zwei Drittel, dass sie »nur Aromen« konsumiert hätten, während nur 20 Prozent Nikotin und 6 Prozent Cannabis inhaliert hatten (siehe Miech et al. 2017).

12 Siehe Wu 2020; Adams et al. 2020.

13 Siehe OncoLink Team 2020. Die Menge an Nikotin im Blutkreislauf nach dem Konsum von Schnupftabak mag höher sein als die eines Zigarettenrauchers, und es mag länger im Blutkreislauf verbleiben, aber durch das Rauchen gelangt Nikotin schneller ins Blut als durch jede andere Verabreichungsform – siehe Benowitz et al. 2009.

14 Siehe Hecht 2014; Mitarbeiter der Mayo Clinic 2019. Connolly & Saxner (2001) berichten, dass sich der Nitrosamingehalt in einigen Schnupftabakmarken nach sechs Monaten Lagerung bei Raumtemperatur mehr als verdoppelt. Bei Industriezigaretten variiert der Gehalt an Nitrosaminen deutlich. Mal sind keine enthalten, mal werden immens hohe Werte erreicht – siehe Wu et al. 2005 und Edwards et al. 2017; und auch E-Zigaretten erzeugen Nitrosamine in Konzentrationen, die je nach Temperatur der Heizspirale von extrem niedrig bis ziemlich signifikant variieren, so Kim & Shin 2013, die weitere Studien zu diesem Thema fordern.

15 Siehe Mitarbeiter der Mayo Clinic 2019; American Cancer Society 2015; Muthukrishnan & Warnakulasuriya 2017; Wyss et al. 2016.

16 Siehe Lawler et al. 2020; Connolly & Saxner 2001. Zur Begrenzung der Stickstoffzufuhr zu Tabakpflanzen während des Anbaus, um ihren Nitrosamingehalt während der Trocknung zu reduzieren, siehe Castelli et al. 2011.

17 Vgl. Carlsson et al. 2017, S. 8. Was die nicht eindeutige Natur der wissenschaftlichen Studien zu den Auswirkungen von nordischem Snus auf die Gesundheit des Menschen betrifft, so brachten anfängliche Forschungen ihn mit einem häufigeren Auftreten von Mund- und Bauchspeicheldrüsenkrebs in Verbindung, aber neuere groß angelegte Übersichten, wie Gakidos et al. (2017) und Araghi et al.(2017), finden keine Beweise, die solche Behauptungen unterstützen. Im Falle der Insulinresistenz verändert Nikotin chemische Prozesse in unseren Zellen in einer Weise, die sie weniger empfindlich auf Insulin reagieren lässt; dieses benötigen sie, um Glukose aus dem Blut zu ziehen und für den Energiehaushalt zu verwenden; das führt dazu, dass sich Zucker im Blut ansammelt, was schließlich zu Typ-2-Diabetes führen kann.

18 Siehe Foulds et al. 2003.

19 Siehe Lawler et al., 2020.

20 Siehe Stanfill et al. 2015. Diese Studie umfasste auch zwei nicht-tabakhaltige kommerzielle *Rapés*, die wir in dieser Diskussion nicht berücksichtigen.

21 Siehe Oldham et al. 2020 zur Variabilität von Schnupftabakinhalten.

Dank

Danke an die *tabaquera* Corinne Petignat, die das Schreiben und die Konzeption dieses Buches mit Wohlwollen und Freundlichkeit begleitet hat.

Danke an Eve Berdat für ihre Recherchehilfe.

Danke an die folgenden Leserinnen und Leser für ihr kritisches Feedback: Never Tuesta Cerrón, Barbara Moulton, Gaspar Narby, Luis Eduardo Luna, JP Harpignies, Helle Kaasik, Arthur Narby, Eduardo Schenberg, Stéphane Allix, José Marin, Renate Bürgi-Lovis, Stefan Biedermann und Lena Vallat.

Vielen Dank auch an Roger Liggenstorfer und Markus Berger vom Nachtschatten Verlag für die deutschsprachige Ausgabe, an Chris Heidrich für die hervorragende Übersetzung und an Nina Seiler für Grafik und Bebilderung.

Bibliographie

ADAMS, Sally H. et al. (2020). Medical vulnerability of young adults to severe COVID-19 illness – data from the National Health Interview Survey, in: *Journal of Adolescent Health,* 67: 362–368. doi: 10.1016/j.jadohealth.2020.06.025

ALBUQUERQUE, Edson X. et al. (2009). Mammalian nicotinic acetylcholine receptors: from structure to function, in: *Physiological Review,* 89 (1): 73.120. doi: 10.1152/physrev.00015.2008

ALLEN, Joseph G. et al. (2016). Flavoring chemicals in e-cigarettes: diacetyl, 2,3-pentanedione, and acetoin in a sample of 51 products, including fruit-, candy-, and cocktail-flavored e-cigarettes, in: *Environmental Health Perspectives,* 124 (6): 733–739. doi: 10.1289/ehp.1510185

ALOMAR, M. L. et al. (2013). In vitro evaluation of β-carboline alkaloids as potential anti-Toxoplasma agents, in: BMC Research Notes, 6: 193. doi: 10.1186/1756-0500-6-193

AMERICAN CANCER SOCIETY (2015). Health risks of smokeless tobacco, in: www.cancer.org/cancer/cancer-causes/tobacco-and-cancer/smokeless-tobacco.html

AMERICAN LUNG ASSOCIATION (2020). What's in a cigarette? Update 13. Juli 2020, in: www.lung.org/quit-smoking/smoking-facts/whats-in-a-cigarette

ARAGHI, Marzieh et al. (2017). Use of moist oral snuff (snus) and pancreatic cancer: pooled analysis of nine prospective observational studies, in: *International Journal of Cancer,* 141 (4): 687–693. doi: 10.1002/ijc.30773

ARAUJO, Draulio B. et al. (2012). Seeing with the eyes shut: neural basis of enhanced imagery following ayahuasca ingestion, in: *Human Brain Mapping,* 33: 2550-2560. doi: 10.1002/hbm.21381

BARBIRA FREEDMAN, Françoise (2010). Shamanic plants and gender in the healing forest, in: Elisabeth Hsu & Stephen Harris, Hrsg., *Plants, health and healing: on the interface of ethnobotany and medical anthropology,* S. 135–178, Berghahn Books, Oxford

BENAVIDEZ, Edward J. (2013). Getting high: the effects of drugs, Bloomington, ID: XLIBRIS, Corporation

BENOWITZ, Neal L. (2008). Nicotine and postoperative management of pain, in: *Anesthesia & Analgesia,* 107 (3): 739–741. doi: 10.1213/ane.0b013e3181813508

BENOWITZ, Neal L. et al. (2009). Nicotin chemistry, metabolism, kinetics and biomarkers. Handbook of Experimental Pharmacology, in: *Handbook of Experimental Pharmacology,* 192: 29–60. doi: 10.1007/978-3-540-69248-5_2

BERLOWITZ, Ilana et al. (2020). «Tobacco is the chief medicinal plant in my work«: therapeutic uses of tobacco in Peruvian Amazonian medicine exemplified by the work of a maestro tabaquero, in: *Frontiers in Pharmacology,* 11: 594591. doi: 10.3389/fphar.2020.594591

BEYER, Stephan V. (2009). Singing to the plants: a guide to mestizo shamanism in the Upper Amazon, University of New Mexico Press, Albuquerque

BRAND, Judith S. et al. (2011). Cigarette smoking and endogenous sex hormones in postmenopausal women, in: *Journal of Clinical Endocrinology & Metabolism,* 96 (10): 3184–3192. doi: 10.1210/jc.2011–1165

CALLAWAY, Jace C. (1999). Phytochemistry and neuropharmacology of ayahuasca. In: Ralph Metzner (Hg.), *Ayahuasca: hallucinogens, consciousness, and the spirit of nature,* Thunder's Mouth Press, New York, S. 250–275

Callaway, Jace C. (2005). Various alkaloid profiles in decoctions of *Banisteriopsis caapi.* In: *Journal of Psychoactive Drugs,* 37 (2): 151–155

Callaway, Jace C. et al. (2005). Phytochemical analyses of *Banisteriopsis caapi* and *Psychotria viridis.* In: *Journal of Psychoactive Drugs,* 37 (2): 145–150

Carlson, Adlei B. & Gregory P. Kraus (2018). Physiology, cholinergic receptors. In: *StatPearls,* 27. Oktober, URL: pubmed.ncbi.nlm.nih.gov/30252390/

Carlsson, Sofia et al. (2017). Smokeless tobacco (snus) is associated with an increased risk of type 2 diabetes: results from five pooled cohorts. In: *Journal of International Medicine,* 281 (4): 398–406. doi: 10.1111/joim.12593

Castelli, Fabio et al. (2011). Reduced N supply limits the nitrate content of flue-cured tobacco, in: *Agronomy for Sustainable Development* (31): 329–335. doi: 10.1051/agro/2010033

CDC – Centers for Disease Control and Prevention (2017). Flavorings-related lung disease, cdc.gov/niosh/topics/flavorings/default.html

Chacruna Institute of Psychedelic Plant Medicines (2019). Ayahuasca community guidelines for the awareness of sexual abuse. chacruna.net/community/ayahuasca-community-guide-for-the-awareness-of-sexual-abuse

Changeux, Jean-Pierre (2012). The nicotinic acetylcholine receptor: the founding father of the pentameric ligand-gated ion channel superfamily. In: *Journal of Biological Chemistry,* 287 (48): 40207–40215. doi: 10.1074/jbc.R112.407668

Changeux, Jean-Pierre et al. (2020). A nicotinic hypothesis for COVID-19 with preventive and therapeutic implications, in: *Qeios,* FXGQSB.2 doi:10.32388/FXGQSB.2

Charlton, Anne (2004). Medicinal uses of tobacco in history, in: *Journal of the Royal Society of Medicine,* 97: 292–296

Chaumeil, Jean-Pierre (1983). Voir, savoir, pouvoir: le chamanisme chez les Yagua du Nord-Est Péruvien. Editions de l'Ecole des Hautes Etudes en Sciences Sociales, Paris

Connolly, Gregory N. & Howard Saxner (2001). Informational update research on tobacco specific nitrosamines (TSNAs) in oral snuff and a request to tobacco manufacturers to voluntarily set tolerance limits for TSNAs in oral snuff, web.archive.org/web/20140306062021/http://legacy.library.ucsf.edu/tid/mbq91g00/pdf

Cross, Sarah J. et al. (2017). Sex dependent effects of nicotine on the developing brain, in: *Journal of Neuroscience Research,* 95 (1–2): 422–436. doi:10.1002/jnr.23878

Daly, Lewis & Glenn Shepard Jr. (2019). Magic darts and messenger molecules: towards a phytoethnography of indigenous Amazonia. In: *Anthropology Today,* 35 (2): 13–17. doi:10.1111/1467–8322.12494

Dance, Amber (2020). Cytokine storms: when the body attacks itself, in: *BBC Future,* 7. Mai 2020, www.bbc.com/future/article/20200505-cytokine-storms-when-the-body-attacks-itself

Davis, Wade (1998). Shadows in the sun: travels to landscapes of spirit and desire. Island Press, Washington, DC

De Oliveira, Regina Celia et al. (2018). The urgent need to review the botanical classification of the ayahuasca Vine. chacruna.net/urgent-botanical-classification-ayahuasca

Derrida, Jacques (1981). Dissemination, University of Chicago Press, Chicago

Di Giorgio, C. et al. (2004). In vitro activity of the b-carboline alkaloids harmane, harmine, and harmaline toward parasites of the species Leishmania infantum, in: *Experimental Parasitology,* 106 (3–4): 67–74. doi: 10.1016/j.exppara.2004.04.002

Ditre, Joseph W. et al. (2016). Acute analgesic effects of nicotine and tobacco in humans: a meta-analysis, in: *Pain,* 157 (7): 1373–1381. doi: 10.1097/j.pain.000000000000057

Djamshidian, Atbin et al. (2015). *Banisteriopsis caapi,* a forgotten potential therapy for Parkinson's disease?, in: *Movement Disorders Clinical Practice,* 3: 19–26. doi: 10.1002/mdc3.12242

Dobkin de Rios, Marlene & Charles Grob (1995). Hallucinogens, suggestibility and adolescence in cross-cultural perspective, VWB Verlag, Berlin

Dos Santos, Rafael G. (2013a). Safety and side effects of ayahuasca in humans – an overview focusing on developmental toxicology, in: *Journal of Psychoactive Drugs,* 45 (1): 68–78. doi: 10.1080/02791072.2013.763564

Dos Santos, Rafael G. (2013b). A critical evaluation of reports associating ayahuasca with life-threatening adverse reactions, in: *Journal of Psychoactive Drugs,* 45 (2): 179–188. doi: 10.1080/02791072.2013.785846

Dos Santos, Rafael G. & Jaime E.C. Hallak (2017). Effects of the natural b-carboline alkaloid harmine, a main constituent of ayahuasca, in memory and in the hippocampus: a systematic literature review of preclinical studies, in: *Journal of Psychoactive Drugs,* 49 (1): 1–10. doi: 10.1080/02791072.2016.1260189

Dos Santos, Rafael G. & Jaime E.C. Hallak (2019). Ayahuasca, an ancient substance with traditional and contemporary use in neuropsychiatry and neuroscience, in: *Epilepsy & Behavior,* 106300. doi: 10.1016/j.yebeh.2019.04.053

Dos Santos, Rafael G. et al. (2016). Antidepressive, anxiolytic, and antiaddictive effects of ayahuasca, psilocybin and lysergic acid diethylamide (LSD): a systematic review of clinical trials published in the last 25 years, in: *Therapeutic Advances in Psychopharmacology,* 6 (3): 193–213. doi: 10.1177/2045125316638008

Dos Santos, Rafael G. et al. (2017a). Ayahuasca: what mental health professionals need to know, in: *Archives of Clinical Psychiatry,* 44 (4): 103–109. doi: 10.1590/0101-60830000000130

Dos Santos, Rafael G. et al. (2017b). Ayahuasca, dimethyltryptamine, and psychosis: a systematic review of human studies, in: *Therapeutic Advances in Psychopharmacology,* 7 (4): 141–157. doi: 10.1177/2045125316689030

Edwards, Selvin H. et al. (2017). Tobacco-specific nitrosamines in the tobacco and mainstream smoke of U.S. commercial cigarettes, in: *Chemical Research in Toxicology,* 30 (2): 540–551. doi: 10.1021/acs.chemrestox.6b00268

Farsalinos, Konstantinos et al. (2020a). Editorial: Nicotine and SARS-CoV-2: COVID-19 may be a disease of the nicotinic cholinergic system, in: *Toxicology Reports,* 7: 658–663.doi:10.1016/j.toxrep.2020.04.012

Farsalinos, Konstantinos et al. (2020b). Nicotinic cholinergic system and COVID-19: in silico identification of an interaction between SARS-CoV-2 and nicotinic receptors with potential therapeutic targeting implications; in: *International Journal of Molecular Sciences,* 21, 5807. doi:10.3390/ijms21165807

FDA – U.S. Food and Drug Administration (2019). Some e-cigarette users are having seizures, most reports involving youth and young adults, 04/10/2019, Sondermitteilung

Ferraz, Christine Adrielly Alves et al. (2019). Pre-clinical investigations of b-carboline alkaloids as antidepressant agents: a systematic review, in: *Fitoterapia,* 137: 104196. doi: 10.1016/j.fitote.2019.104196

Fisher, Michael T. et al. (2019). Smokeless tobacco mortality risks: an analysis of two contemporary nationally representative longitudinal mortality studies, in: *Harm Reduction Journal,* 16: 27. doi: 10.1186/s12954-019-0294-6

Flora, Jason W. et al. (2017). Method for the determination of carbonyl compounds in e-cigarette Aerosols, in: *Journal of Chromatographic Science,* 55 (2): 142–148. doi: 10.1093/chromsci/bmw157

Fortier, Martin (2018). Le façonnement neuropharmacologique de la culture: anthropologie comparée des rituels à hallucinogènes sérotoninergiques et anticholinergiques, in: *Cahiers d'Anthropologie Sociale,* 17 (2): 132–151. doi:10.3917/cas.017.0132

Fotiou, Evgenia (2010). From medicine men to day trippers: shamanic tourism in Iquitos, Peru, in: *Ph.D. dissertation in anthropology,* University of Wisconsin-Madison. doi: 10.13140/RG.2.2.29990.32327

Fotiou, Evgenia & Alex K. Gearin (2019). Purging and the body in the therapeutic use of ayahuasca. *Social Science and Medicine,* 239: 112532. doi: 10:1016/j.socsimed.2019.112532

Foulds, Jonathan et al. (2003). Effect of smokeless tobacco (snus) on smoking and public health in Sweden, in: Tobacco Control, 12: 349–359

Frecska, Ede (2007). Therapeutic guidelines: dangers and contra-indications in therapeutic applications of hallucinogens, in: Thomas B. Roberts & Michael J. Winkelman (Hg.), *Psychedelic medicine,* Praeger, New York, S. 69–95

Frecska, Ede et al. (2013). A possibly sigma-1 receptor mediated role of dimethyltryptamine in tissue protection, regeneration, and immunity, in: *Journal of Neural Transmission,* 120: 1295–1303. doi: 10.1007/s00702-013-1024-y

Frecska, Ede et al. (2016). The therapeutic potentials of ayahuasca: possible effects against various diseases of civilization. *Frontiers in Pharmacology,* 7: 35. doi: 10.3389/fphar.2016.00035

Gakidos, Emmanuela et al. (2017). Global, regional, and national comparative risk assessment of 84 behavioural, environmental and occupational, and metabolic risks or clusters of risks, 1990–2016: a systematic analysis for the Global Burden of Disease Study 2016, in: *The Lancet,* 390: 1345–1422. doi: 10.1016/S0140-6736(17)32366-8

Gotts, Jeffrey E. et al. (2019). What are the respiratory effects of e-cigarettes?, in: *British Medical Journal,* 366: 15275. doi: 10.1136/bmj.15275

Gow, Peter (1991). Of mixed blood: kinship and history in the Peruvian Amazon, Clarendon Press, Oxford

Gow, Peter (2001). An Amazonian myth and its history, Oxford University Press, Oxford

Graham, Marty (2007). Researchers light up for nicotine, the wonder drug, in: *Wired,* 20. Juni, www.wired.com/2007/06/nicotine/

Hahn, Jürgen et al. (2014). Electronic cigarettes: overview of chemical composition and exposure Estimation, in: *Tobacco Induced Diseases,* 12: 23. doi: 10.1186/s12971-014-0023-6

Hamill, Jonathan et al. (2018). Ayahuasca: psychological and physiologic effects, pharmacology and potential uses in addiction and mental illness, in: *Current Neuropharmacology,* 16: 1–19. doi: 10.2174/1570158X16666180125095902

Harris, Rachel (2017). Listening to ayahuasca: new hope for depression, addiction, PTSD, and Anxiety, New World Library, Novato, CA

Harvard T.H. Chan, School of Public Health (2019). Common e-cigarette chemical flavorings may impair lung function, URL: https://www.hsph.harvard.edu/news/press-releases/common-e-cigarette-chemical-flavorings-may-impair-lung-function/

Hearn, Kelly (2013). The dark side of ayahuasca, in: *Men's Journal,* 22 (2): 38–41

Hecht, Stephen S. (2014). It is time to regulate carcinogenic tobacco-specific nitrosamines in cigarette tobacco, in: *Cancer Prevention Research* (Phila), 7 (7): 639–647. doi: 10.1158/1940-6207.CAPR-14-0095

Heishman, Stephen et al. (2010). Meta-analysis of the acute effects of nicotine and smoking on human Performance, in: *Psychopharmacology* (Berl.), 210 (4): 453–469. doi: 10.1007/s00213-010-1848-1

Herraiz, Tomas & Carolina Chaparro (2005). Human monoamine oxidase is inhibited by tobacco smoke: β-carboline alkaloids act as potent and reversible inhibitors, in: *Biochemical and Biophysical Research Communications,* 326: 378–386. doi: 10.1016/j.bbrc.2004.11.033

Highpine, Gayle (2012). Unravelling the mystery of the origin of ayahuasca, URL: http://neip.info/novo/wp-content/uploads/2015/04/highpine_origin-of-ayahuasca_neip_2012.pdf.

Hornberg, Alf (2006). Animism, fetishism, and objectivism as strategies for knowing (or not knowing) the world, in: *Ethnos,* 7 (1): 21–32. doi:10.1080/0014840600603129

Iha, Higor A. et al. (2017). Nicotine elicits convulsive seizures by activating amygdalar neurons, in: *Frontiers in Pharmacology,* 8: 57. doi: 10.3389/fphar.2017.00057

Ingold, Tim (2006). Rethinking the animate, re-animating thought, in: *Ethnos,* 71 (1): 9-20. doi: 10.1080/00141840600603111

Janiger, Oscar & Marlene Dobkin de Rios (1976). Nicotiana an hallucinogen?, in: *Economic Botany,* 30: 149–151.

Jauregui, X. et al. (2011). »Plantas con madre«: plants that teach and guide in the shamanic initiation process in the East-Central Peruvian Amazon, in: *Journal of Ethnopharmacology,* 134 (3): 739-752. doi:10.1016/j.jep.2011.01.042

Jiménez-Garrido, Daniel F. et al. (2020). Effects of ayahuasca on mental health and quality of life in naïve users: a longitudinal and cross-sectional study combination, in: *Scientific Reports,* 10: 4075. doi: 10.1038/s41598-020-61169-x

Jones, Lora (2019). Vaping: how popular are e-cigarettes? *BBC News,* 15. September, www.bbc.com/news/business-44295336

Kaasik, Helle et al. (2020). Chemical composition of traditional and analog ayahuasca, in: *Journal of Psychoactive Drugs,* Sep 8: 1–11. doi:10.1080/02791072.2020.1815911

Kalra, Roma et al. (2004). Immunosuppressive and anti-inflammatory effects of nicotine administered by patch in an animal model, in: *Clinical and Diagnostic Laboratory Immunology,* 11 (3): 563–568. doi: 10.1128/CDLI.11.3.563–568.2004

Kilham, Chris (2014). The ayahuasca test pilots handbook: the essential guide to ayahuasca Journeying, Evolver Editions, Berkeley, CA

Kim, Hyun-Ji & Ho-Sang Shin (2013). Determination of tobacco-specific nitrosamines in replacement liquids of electronic cigarettes by liquid chromatography-tandem mass spectrometry, in: *Journal of Chromatography A,* 1291: 48–55. doi: 10.1016/j.chroma.2013.03.035

Kosmider, Leon et al. (2014). Carbonyl compounds in electronic cigarette vapors: effects of nicotine solvent and battery output voltage, in: *Nicotine & Tobacco Research,* 10: 1319–1326. doi: 10.1093/ntr/ntu078

Koukouli, Fani et al. (2017). Nicotine reverses hypofrontality in animal models of addiction and Schizophrenia, in: *Nature Medicine,* 23: 347–354. doi: 10.1038/nm.4274

Kumar, Pavan (2013). Revealing Manduca sexta's nicotine metabolism and its ecological consequences using plant mediated RNAi based reverse genetics, Dissertation, Thüringer Universitäts-& Landesbibliothek Jena, https://d-nb.info/1050978005/34.

Ingold, Tim (2006). Rethinking the animate, re-animating thought, in: *Ethnos,* 71 (1): 9–20. doi: 10.1080/00141840600603111

Labate, Beatriz Caiuby & Clancy Canvar (Hg.) (2014). The therapeutic use of ayahuasca, Springer-Verlag, Berlin

Lagrou, Elsje Maria (1998). Cashinahua cosmovision: a perspectival approach to identity and Alterity, Dissertation, University of St. Andrews

Lagrou, Elsje Maria (2004). Sorcery and shamanism in Cashinahua discourse and praxis, Purus River, Brazil, in: Neil L. Whitehead & Robin Wright (Hg.), *In darkness and secrecy: the anthropology of assault sorcery and witchcraft in Amazonia,* Duke University Press, Durham, S. 244–271

Langdon, E. Jean (1988). Siona classification of yagé: ethnobotany, ethnochemistry and history, in: Elizabeth Reichel D. (Hg.), *Rituales y fiestas de las Américas,* Ediciones Uniandes, Bogotá, S. 328–40

Lawler, Tameka S. et al. (2020). Chemical analysis of snus products from the United States and northern Europe, in: *PLoS ONE,* 15 (1): e0227837. doi: 10.1371/journal.pone.0227837

Leary, Warren E. (1997). Researchers investigate (Horrors!) nicotine's potential benefits, in: *New York Times,* 14. Januar, S. B11

Le Couteur, Penny & Jay Burreson (2004). Napoleon's buttons: how 17 molecules changed history, Jeremy P. Tarcher, New York

Leffingwell, John C. (1999). Chemical constituents of tobacco leaf and differences among tobacco types. In D. Layten Davis and Mark T. Nielsen (Hg.), *Tobacco: production, chemistry and technology,* Blackwell Science, Oxford, S. 265–284

Lenaerts, Marc (2004). Anthropologie des Indiens Ashéninka d'Amazonie: nos sœurs Manioc et l'étranger Jaguar, L'Harmattan, Paris

Lenaerts, Marc (2006). Substances, relationship and the omnipresence of the body: an overview of Ashéninka ethnomedicine (Western Amazonia), in: *Journal of Ethnobiology and Ethnomedicine,* 2: 49. doi:10.1186/1746-4269-2-49

Leonard, Jayne (2017). Can you overdose on too much nicotine?, in: *MedicalNewsToday,* 6. Oktober, URL: https://www.medicalnewstoday.com/articles/319627

Lerner, Chad A. et al. (2016). Electronic cigarette aerosols and copper nanoparticles induce mitochondrial stress and promote DNA fragmentation in lung fibroblasts, in: *Biochemical and Biophysical Research Communications,* 477 (4): 620–625. doi: 10.1016/j.bbrc.2016.06.109

Luna, Luis Eduardo (1984). The concept of plants as teachers among four Peruvian shamans of Iquitos, Northeast Peru, in: *Journal of Ethnopharmacology,* 11: 135–156

Luna, Luis Eduardo (1986). Vegetalismo: shamanism among the mestizo population of the Peruvian Amazon, Almqvist and Wiskell, Stockholm

Luna, Luis Eduardo (2016). Some observations on the phenomenology of the ayahuasca Experience, in: Luis Eduardo Luna & Steven F. White (Hg.), *Ayahuasca reader: encounters with the sacred vine,* Synergistic Press, Santa Fe, NM, S. 251–279

Luna, Luis Eduardo & Steven F. White (Hg.) (2016). Ayahuasca reader: encounters with the sacred vine, Synergistic Press, Santa Fe, NM

Malcolm, Benjamin J. & Kelly C. Lee (2017). Ayahuasca: an ancient sacrament for treatment of contemporary psychiatric illness?, in: *Mental Health Clinician,* 7 (1): 39–45. doi: 10.9740/mhc.2017.01.039

Mann, Charles C. (2011). 1493: uncovering the world Columbus created, Vintage Books, New York

Mayo Clinic Staff (2019). Chewing tobacco: not a safe product, www.mayoclinic.org/healthy-lifestyle/quit-smoking/in-depth/chewing-tobacco/art-20047428

McBride, Jeffrey S. et al. (1998). Green tobacco sickness, in: *Tobacco Control,* 7: 294–298

McGonigle, Ian Vincent (2015). Spirits and molecules: ethnopharmacology and symmetrical epistemological pluralism, in: *Ethnos,* 82 (1):139–164. doi: 10.1080/00141844.2015.1042490

McKenna, Dennis J. et al. (1984). Monoamine oxidase inhibitors in South American hallucinogenic plants: tryptamine and beta-carboline constituents of ayahuasca, in: *Journal of Ethnopharmacology,* 10: 195–223

Millard, Dale (2017). Broad spectrum roles of harmine in ayahuasca, in: Sir Ghillean Prance (Hg.), Ethnopharmacological search for psychoactive drugs, II: 50 years of research (1967–2017), Synergistic Press, Santa Fe, NM, S. 82–94

Miech, Richard et al. (2017). What are kids vaping? Results from a national survey of US Adolescents, in: *Tobacco Control,* 26: 386–391. doi: 10.1136/tobaccocontrol-2016-053014

Mishra, Aseem et al. (2015). Harmful effects of nicotine, in: *Indian Journal of Medical and Paediatric Oncology,* 36 (1): 24–31. doi: 10.4103/0971-5851.151771

Morales-García, Jose A. et al. (2017). The alkaloids of Banisteriopsis caapi, the plant source of the Amazonian hallucinogen ayahuasca, stimulate adult neurogenesis in Vitro, in: *Scientific Reports,* 7: 5309. doi: 10.1038/s41598-017-05407-9

Muthukrishnan, Arvind & Saman Warnakulasuriya (2018). Oral health consequences of smokeless tobacco use, in: *Indian Journal of Medical Research,* 148: 35–40. doi: 10.4103/ijmr.IJMR_1793_17

Muthumalage, Thivanka et al. (2018). Inflammatory and oxidative responses induced by exposure to commonly used e-cigarette flavoring chemicals and flavored e-liquids without nicotine, in: *Frontiers in Physiology,* 8: 1130. doi: 10.3389/phys.2017.01130

Naranjo, Claudio (1967). Psychotropic properties of the harmala alkaloids, in: D. H. Efron et al. (Hg.), *Ethnopharmacological search for psychoactive drugs* (S. 385– 391), U.S. Department of Health, Education, and Welfare, Washington, DC

National Academies of Sciences, Engineering, and Medicine (2018). Public health consequences of e-cigarettes, The National Academies Press, Washington, DC. doi: 10.17226/24952

National Cancer Institute (2017). Harms of cigarette smoking and health benefits of quitting, aktualisiert 19. Dezember 2017, URL: https://www.cancer.gov/about-cancer/causes-prevention/risk/tobacco/cessation-fact-sheet

Newhouse, P. (2012). Nicotine treatment of mild cognitive impairment: a 6-month double- blind pilot clinical trial, in: Neurology, 78 (2): 91–101. doi:10.1212/WNL.0b013e31823efcbb

Niño, Hugo (2016) (1977). Unámarai, father of Yajé, in: Luis Eduardo Luna & Steven F. White (Hg.), *Ayahuasca reader: encounters with the Amazon's sacred vine,* Synergistic Press, Santa Fe, NM, S. 100–106

Noorani, Tehseen (2020). Making psychedelics into medicines: the politics and paradoxes of Medicalization, in: *Journal of Psychedelic Studies,* 4 (1): 34–39. doi: 10.1556/2054.2019.018

Oldham, M. J. et al. (2020). Variability of TSNA in U.S. tobacco and moist smokeless tobacco Products, in: *Toxicology Reports,* 7: 752–758. doi: 10.1016/j.toxrep.2020.05.008

Oliveira, A. Sofia F. et al. (2020). Simulations support the interaction of the SARS-CoV-2 spike protein with nicotinic acetylcholine receptors and suggest subtype specificity, in: bioRxiv 2020.07.16.206680; doi: 10.1101/2020.07.16.206680

Olmedo, Pablo et al. (2018). Metal concentrations in e-cigarette liquid and aerosol samples: the contribution of metallic coils, in: *Environmental Health Perspectives,* 26 (2). doi: 10.1289/EHP2175

OncoLink Team (2020). Smokeless tobacco and health risks, URL: https://www.oncolink.org/risk-and-prevention/smoking-tobacco-and-cancer/smokeless-tobacco-and-health-risks

Orellana-Barrios, Menfil A. et al. (2015). Electronic cigarettes – a narrative review for clinicians, in: *American Journal of Medicine,* 128 (7): 674–681. doi: 10.1016/j.amjmed.2015.01.033

Osório, Flávia de L. et al. (2015). Antidepressant effects of a single dose of ayahuasca in patients with recurrent depression: a preliminary report, in: *Brazilian Journal of Psychiatry,* 37 (1): 13–20. doi: 10.1590/1516-4446-2014-1496

Ott, Jonathan (1994). Ayahuasca analogues: Pangaean entheogens, Natural Products, Kennewick, WA. – Deutsche Ausgabe: Ayahuasca-Analoge – Pangaeische Entheogene, erschienen 1994 bei Werner Pieper and The Grüne Kraft.

Oyuela-Caycedo, Augusto & Nicholas C. Kawa (2015). A deep history of tobacco in lowland South America, in: Andrew Russell and Elizabeth Rahman (Hg.), *The master plant: tobacco in lowland South America,* Bloomsbury Academic, London, S. 27–44

Palhhano-Fontes, F. et al. (2019). Rapid antidepressant effects of the psychedelic ayahuasca in treatment- resistant depression: a randomized placebo-controlled trial, in: *Psychological Medicine,* 49 (4): 655–663. doi: 10.1017/S0033291718001356

Papke, Roger L. (2014). Merging old and new perspectives on nicotinic acetylcholine receptors, in: *Biochemical Pharmacology,* 89 (1): 1–11. doi: 10.1016/j.bcp.2014.01.029

Park, Hae-Ryung et al. (2018). Transcriptional response of primary human airway epithelial cells to flavoring chemicals in electronic cigarettes, in: *Scientific Reports,* 9: 1400. doi: 10.1038/s41598-018-37913-9

Patanavanich, Roengrudee & Stanton A. Glantz (2020). Smoking is associated with COVID-19 progression: a meta-analysis, in: *Nicotine & Tobacco Research,* pp. 1–4. doi:10.1093/ntr/ntaa082

Peluso, Daniela (2014). Ayahuasca's attractions and distractions: examining sexual seduction in shaman-participant interactions, in: Beatriz Caiuby Labate & Clancy Canvar (Hg.), *Ayahuasca shamanism in the Amazon and beyond,* Oxford University Press, Oxford, S 231–255

Pendell, Dale (1995). Pharmako/poeia: plant powers, poisons, and herbcraft, Mercury House, San Francisco

Perlman, David (2001). Nicotine study surprises scientists, in: *The Brain in the News,* 13. Juli, S. 1, 3

Politi, Matteo (2020). Drinking ayahuasca without DMT is powerful and traditional, URL: https://kahpi.net/ayahuasca-vine-only-without-dmt-*banisteriopsis-caapi*

Politi, Matteo et al. (2020). Traditional use of Banisteriopsis caapi alone and its application in a context of drug addiction therapy, in: *Journal of Psychoactive Drugs,* doi:10.1080/02791072.2020.1820641

Pollan, Michael (2018). How to change your mind: what the new science of psychedelics teaches us about consciousness, dying, addiction, depression and transcendence, Penguin Press, New York. – Deutsche Ausgabe: Verändere dein Bewusstsein: Was uns die neue Psychedelik-Forschung über Sucht, Depression, Todesfurcht und Transzendenz lehrt, erschienen 2019 im Verlag Antje Kunstmann.

Prickett, James L. & Mitchell B. Leister {2014). Hypotheses regarding ayahuasca's potential mechanisms of action in the treatment of addiction, in: *The therapeutic use of ayahuasca,* Beatriz C. Labate & Clancy Cavnar (Hg.), Springer, Berlin, S. 111–132

Quik, Maryka et al. (2008). Nicotine and Parkinson's disease: implications for therapy. In: *Movement Disorders,* 23 (12): 1641–1652. doi: 10.1002/mds.21900

Rätsch, Christian (2017). Enzyklopädie der psychoaktiven Pflanzen, 14. Auflage, AT Verlag, Aarau

Reichel-Dolmatoff, Gerardo (1971). Amazonian cosmos: the sexual and religious symbolism of the Tukano Indians, University of Chicago Press, Chicago

Reichel-Dolmatoff, Gerardo (1972). The cultural context of an aboriginal hallucinogen: Banisteriopsis Caapi, in: Peter T. Furst (Hg.), *Flesh of the gods: the ritual use of hallucinogens,* Praeger, New York, S. 84–113

Reichel-Dolmatoff, Gerardo (1975). The shaman and the jaguar: a study of narcotic drugs among the Indians of Colombia, Temple University Press, Philadelphia Riba, Jordi et al.

Reichel-Dolmatoff, Gerardo (2004). Effects of the South American psychoactive beverage ayahuasca on regional brain electrical activity in humans: a functional neuroimaging study using low-resolution electromagnetic tomography, in: *Neuropsychobiology,* 50: 89–101. doi: 10.1159/000077946

Rivier, Laurent & Jan-Erik Lindgren (1972). 'Ayahuasca,' the South American hallucinogenic drink: an ethnobotanical and chemical investigation, in: *Economic Botany,* 26: 101–129

Rostron, Brian L. et al. (2018). Smokeless tobacco use and circulatory disease risk: a systematic review and meta-analysis, in: *Open Heart,* 5: e000846. doi: 10.1136/epenhrt-2018-000846

Sanches, Rafael Faria et al. (2016). Antidepressant effects of a single dose of ayahuasca in patients with recurrent depression, in: *Journal of Clinical Psychopharmacology,* 36 (1): 77–81. doi: 10.1097/JCP0000000000000436

Schenberg, Eduardo Ekman et al. (2015). Acute biphasic effects of ayahuasca, in: *PLoS ONE,* 10 (9): e0137202. doi: 10.1371/journal.pone.0137202

Schultes, Richard Evans (1977). Avenues for future ethnobotanical research into New World hallucinogens and their uses, in: Brian M. Du Toit (Hg.), *Drugs, rituals and altered states of consciousness,* A.A. Balkena, Rotterdam, S. 261–267

SCHULTES, Richard Evans (1986). Recognition of variability in wild plants by Indians of the Northwest Amazon: an enigma, in: *Journal of Ethnobiology,* 6 (2): 229–238

SCHWARZ, M. J. et al. (2003). Activities of extract and constituents of Banisteriopsis caapi relevant to Parkinsonism, in: P*harmacology Biochemistry and Behaviour,* 75 (3): 627–633. doi: 10.1016/S0091-3057(03)00129-1

SHANON, Benny (2002). The antipodes of the mind: charting the phenomenology of the ayahuasca experience, Oxford University Press, Oxford

SHELDRAKE, Merlin (2020). The 'enigma' of Richard Schultes, Amazonian hallucinogenic plants, and the limits of ethnobotany, in: *Social Studies of Science,* 50 (3): 345– 376. doi: 10.1177/0306312720920362

SHEPARD, Glenn H. (1998). Psychoactive plants and ethnopsychiatric medicines of the Matsigenka, in: *Journal of Psychoactive Drugs,* 30 (4): 321–332.

SHIELS, Meredith S. et al (2009). Association of cigarette smoking, alcohol consumption and physical activity with sex steroid hormone levels in U.S. men, in: *Cancer Causes Control,* 20 (6): 877–886. doi: 10.1007/s10552-009-9318-y

SHULGIN, Alexander & Ann Shulgin (1997). TIHKAL: the continuation, Transform Press, Berkeley

SISSON, Verne A. & R.F. Severson (1990). Alkaloid composition of the Nicotiana species, in: *Beiträge zur Tabakforschung International,* 14 (6): 327–339. doi: 10.2478/cttr-2013-0610

SPINELLA, Marcello (2001): The pharmacology of herbal medicine: plant drugs that alter mind, brain and behavior, The M.I.T. Press, Cambridge, MA

SISSON, Verne A. & R.F. Severson (2001). The pharmacology of herbal medicine: plant drugs that alter mind, brain and behavior, The M.I.T. Press, Cambridge, MA

SPRUCE, Richard (1874). On some remarkable narcotics of the Amazon Valley and Orinoco, in: *Geographical Magazine,* N.S., 1: 184–93.

STANFILL, Stephen B. et al. (2015). Comprehensive chemical characterization of rapé tobacco products: nicotine, un-ionized nicotine, tobacco-specific N'-nitrosamines, polycyclic aromatic hydrocarbons, and flavor constituents, in: *Food and Chemical Toxicology,* 82: 50-58. doi: 10.1016/j.fct.2015.04.016

STERNE, Jonathan A. C. et al. (2020). Association between administration of systemic corticosteroids and mortality among critically ill patients with Covid-19: a meta-analysis, in: *Journal of the American Medical Association,* online veröffentlicht 02. September 2020, doi: 10.1001/jama.2020.17023

SUN, Bo et al. (2018). Variations of alkaloid accumulation and gene transcription in Nicotiana Tabacum, in : *Biomolecules* 8 (4): 114. doi: 10.3390/biom8040114

SZABO, Attila et al. (2016). The endogenous hallucinogen and trace amine N,N-Dimethyltryptamine (DMT) displays potent protective effects against hypoxia via sigma-1 receptor activation in human primary iPSC-derived cortical neurons and microglia-like immune cells, in: *Frontiers in Neuroscience,* 10, article 423. doi: 10.3389/fnins.2016.00423

TAGHAVI, Sahar et al. (2012). Nicotine content of domestic cigarettes, imported cigarettes and pipe tobacco in Iran, in: *Addiction & Health,* 4 (12): 28–35

TALIN, Piera & Emilia Sanabria (2017). Ayahuasca's entwined efficacy: An ethnographic study of ritual healing from 'addiction', in: *International Journal of Drug Policy,* 44: 23–30. doi: 10.1016/j.drugpo.2017.02.017

TCHOUNWOU, Paul B. et al. (2012). Heavy metals toxicity and the environment, in: Luch A. (Hg.), *Molecular, Clinical and Environmental Toxicology,* Experientia

Supplementum, Bd. 101, Springer, Basel, S. 133–164. doi: 10.1007/978-3-7643-8340-4_6

Tindle, Hilary A. et al. (2020). Beyond smoking cessation: investigating medicinal nicotine to prevent and treat COVID-19, in: *Nicotine & Tobacco Research,* S. 1-2. doi:10.1093/ntr/ntaa077

Torres, Constantino Manuel (2018). The origin of the ayahuasca/yagé concept: an inquiry into the synergy between dimethyltryptamine and beta-carbolines, in: Scott M. Fitzpatrick (Hg.), *Ancient psychoactive substances,* University Press of Florida, Gainesville, FL, S. 234– 264

Travis, Ruth C. & Timothy J. Key (2003). Oestrogen exposure and breast cancer risk, in: *Breast Cancer Research,* 5: 239–247. doi: 10.1186/bcr628

Tresca, Giorgia et al. (2019). Evaluating herbal medicine preparation from a traditional perspective: insights from an ethnopharmaceutical survey in the Peruvian Amazon, in: *Anthropology & Medicine,* 27 (3): 268–284. doi: 10.1080/13648470.2019.1669939

Trimarchi, Maria & Ann Meeker-O'Connell (2001). How Nicotine Works. HowStuffWorks.com, 02. Januar 2001, URL: https://science.howstuffworks.com/nicotine.htm

Tupper, Kenneth W. & Beatriz Caiuby Labate (2014). Ayahuasca, psychedelic studies and health sciences: the politics of knowledge and inquiry into an Amazonian plant brew, in: *Current Drug Abuse Reviews,* 7 (2): 71–80. doi: 10.2174/1874473708666150107155042

Ujváry, István (1999). Nicotine and other insecticidal alkaloids, in: Izuru Yamamoto & John E. Casida (Hg.),*Nicotinoid insecticides and the nicotinic acetylcholine receptor,* Springer-Verlag, Tokyo, S. 29–69

Unger, Michael & Darian W. Unger (2018). E-cigarettes/electronic nicotine delivery systems: a word of caution on health and new product development, in: *Journal of Thoracic Disease,* 10 (Anhang 22): S2588–S2592. doi: 10.21037/jtd.2018.07.99

Usman, Muhammad Shariq et al. (2020). Is there a smoker's paradox in COVID-19?, in: *BMJ Evidence-Based Medicine,* Erstveröffentlichung am 11. August 2020. doi: 10.1136/bmjebm-2020-111492

Uthaug, M.V. et al. (2018). Sub-acute and long-term effects of ayahuasca on affect and cognitive thinking style and their association with ego dissolution, in: *Psychopharmacology,* 235: 2979–2989. doi: 10.1007/s00213-018-4988-3

Valentine, Gerald & Mehmet Sofuoglu (2018). Cognitive effects of nicotine: recent progress, in: *Current Neuropharmacology,* 16: 403–414. doi: 10.2174/1570159X15666171103152136

Velasquez-Manoff, Moises (2020). How Covid sends some bodies to war with themselves, in: *The New York Times Magazine,* August 11.

Viol, A. et al. (2017). Shannon entropy of brain functional complex networks under the influence of the psychedelic Ayahuasca, in: *Scientific Reports,* 7: 7388. doi: 10.1038/s41598-017-06854-0

Viveiros de Castro, Eduardo (2005). Perspectivism and multinaturalism in indigenous America, in: Alexandre Surrallés & Pedro García Hierro (Hg.), *The land within: indigenous territory and the perception of environment,* IWGIA, Kopenhagen, S. 36–74

Viveiros de Castro, Eduardo (2013). The relative native, in: *HAU: Journal of Ethnographic Theory,* 3 (3): 473–502

Wang, Qixin et al. (2020). E-cigarette-induced pulmonary inflammation and dysregulated repair are mediated by nAChR a7 receptor: role of nAChR a7 in SARS- CoV-2 Covid-19 ACE2 receptor regulation, in: *Respiratory Research*, 21: 154. doi:10.1186/s12931-020-01396-y

Wang, Wei et al. (2013). Cigarette smoking has a positive and independent effect on testosterone Levels, in: *Hormones*, 12 (4): 567–577. doi: 10.14310/horm.2002.1445

Wang, Yan-Hong et al. (2010). Composition, standardization and chemical profiling of *Banisteriopsis caapi*, a plant for the treatment of neurodegenerative disorders relevant to Parkinson's disease, in: *Journal of Ethnopharmacology*, 128 (3): 662– 671. doi: 10.1016/j.jep.2010.02.013

Weiskopf, Jimmy (2005). Yajé, the new purgatory: encounters with ayahuasca, Villegas Editores, Bogotá

Wessler, Ignaz, et al. (2001). The non-neuronal cholinergic system: the biological role of non- neuronal acetylcholine in plants and humans, in: *Japanese Journal of Pharmacology*, 85 (1): 2–10

Wessler, Ignaz & Charles James Kirkpatrick (2008). Acetylcholine beyond neurons: the non-neuronal cholinergic system in Humans, in: *British Journal of Pharmacology*, 154: 1558–1571. doi: 10.1038/bjp.2008.185

Whitten, Norman E., Jr. (1976). Sacha Runa: ethnicity and adaptation of Ecuadorian Jungle Quichua, University of Illinois Press, Urbana

Wilbert, Johannes (1987). Tobacco and shamanism in South America, Yale University Press, New Haven

Wilbert, Johannes (1991). Does pharmacology corroborate the nicotine therapy and practices of South American shamanism?, in: *Journal of Ethnopharmacology*, 32: 179–186

Wu, Katherine J. (2020). Vaping links to Covid-19 risk are becoming clear, in: *New York Times International Edition*, 08. September, S. 6

Wu, Weijia et al. (2005). Determination of carcinogenic tobacco-specific nitrosamines in mainstream smoke from U.S.-brand and non-U.S.-brand cigarettes from 14 countries, in: *Nicotine & Tobacco Research*, 7 (3): 443–451. doi: 10.1080/14622200500125898

Wyss, Annah B. et al. (2016). Smokeless tobacco use and the risk of head and neck cancer: pooled analysis of US studies in the INHANCE Consortium, in: *American Journal of Epidemiology*, 184 (10): 703–716. doi: 10.1093/aje/kww075

Zemkova, Hana et al. (2013). Multiple cholinergic signaling pathways in pituitary gonadotrophs, in: *Endocrinology*, 154 (1): 421–433. doi: 10.1210/en.2012–1554

Zhu, Shu-Hong et al. (2014). Four hundred and sixty brands of e-cigarettes and counting: implications for product regulation, in: *Tobacco Control*, 23:iii3–iii9. doi: 10.1136/tobaccocontrol-2014-051670

Über die Autoren

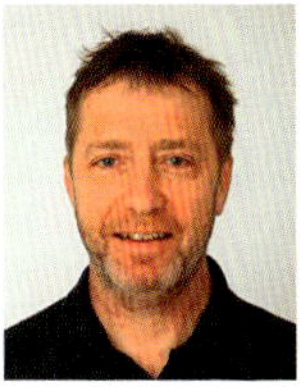

Jeremy Narby wurde am 23. Oktober 1959 in Montreal in Kanada geboren. Er studierte Geschichte an der Universität von Kent in Canterbury und erwarb einen Doktortitel in Anthropologie an der Universität von Stanford, USA.
Er verbrachte mehrere Jahre im peruanischen Amazonas-Regenwald bei den Ashaninka und katalogisierte die Verwendung der Ressourcen des Waldes, um sie im Kampf gegen dessen Zerstörung zu unterstützen.
Er hat mehrere Bücher über indigene Wissenssysteme und die Verwendung von Ayahuasca zum Erwerb von Wissen geschrieben.
Seit 1989 arbeitet er im Auftrag der Schweizer NGO Nouvelle Planète – er ist Leiter für Projekte im Amazonasgebiet –, um die Initiativen der indigenen Gemeinschaften zu unterstützen.
Er lebt mit seiner Partnerin im Schweizer Jura.
Als Autor hat er *Die kosmische Schlange: DNA und die Ursprünge des Wissens* verfasst (veröffentlicht in fünfzehn Sprachen), *Schamanen im Wandel der Zeit* (gemeinsam mit Francis Huxley) und *Intelligenz in der Natur: Eine Spurensuche an den Grenzen des Wissens* verfasst.

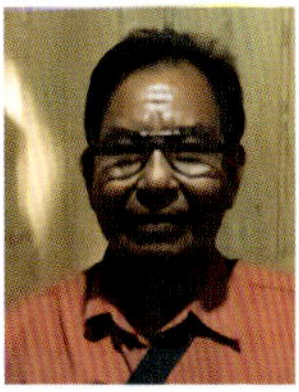

Rafael Chanchari Pizuri wurde 1962 in einer indigenen Gemeinde namens Chacatan in der Region Loreto im peruanischen Amazonasgebiet geboren. In seiner Kultur erlernte er die Sprache und die Kunst, Geschichten der mündlichen Überlieferung, Musik, Gesang, Tanz, Weberei, Landwirtschaft und die Eigenschaften von Heilpflanzen, die er heute in seiner Praxis als traditioneller Heilkundiger verwendet.
Bis zu seinem 15. Lebensjahr sprach Rafael nur seine Muttersprache Shawi und lernte dann in der Schule Spanisch. Da er diese Sprache sehr gut beherrscht, kann er sie anderen Shawis beibringen. Im Alter von 32 Jahren ging er nach Iquitos, Peru, 450 Kilometer von seiner Heimat entfernt, um künftige Shawi-Lehrer in ihrer eigenen Sprache und Kultur auszubilden.
Bis heute lebt er in Iquitos. Als Lehrer, Heiler, Gärtner und amazonischer Denker versteht er es, zwischen den Welten zu navigieren und verschiedene Kulturen zu verbinden. Er ist außerdem ein *médico,* ein traditioneller Arzt, der sich auf die therapeutische Verwendung von Pflanzen spezialisiert hat. Tabak spielt in seiner Praxis eine wichtige Rolle.

Bildnachweis

S. 6: Kevin Cure • S. 13: Adobe Stock • S. 14: Dreamstime • S. 17: Adobe Stock • S. 19: ZVG • S. 20: ZVG • S. 21: Alamy • S. 23: Unsplash • S. 24: Adobe Stock • S. 35: Adobe Stock • S. 36: Vinayaraj • S. 38: iStock • S. 42: Adobe Stock • S. 45: Alamy • S. 47: Maxpixel • S. 48: Terpsichore • S. 51: Adobe Stock • S. 52: Pxhere • S. 53: Shutterstock • S. 58: PD • S. 60: Shutterstock • S. 62: Adobe Stock • S. 63: ZVG • S. 65: AdobeStock • S. 67: Andre Benedito • S. 68: Ayahuasca Pix / Flickr • S. 75: iStock • S. 80: Kevin Cure • S. 84: iStock • S. 91: shamanica-medicina.org

Index

N

O

P

R

S

T

U

V

W

Y

Z

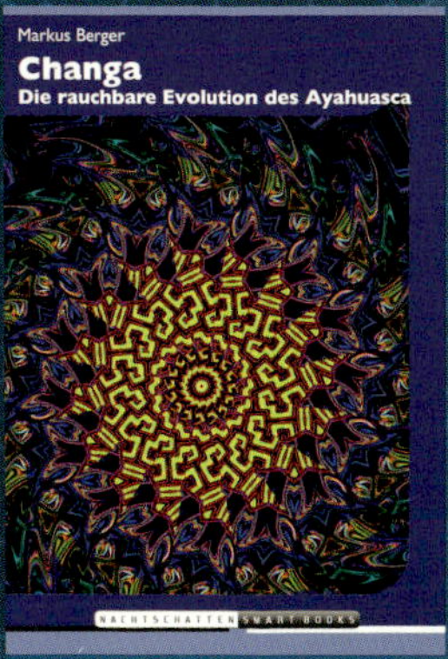

Markus Berger

Changa

Die rauchbare Evolution des Ayahuasca

132 Seiten, Format A6, Broschur

ISBN 978-3-03788-356-3

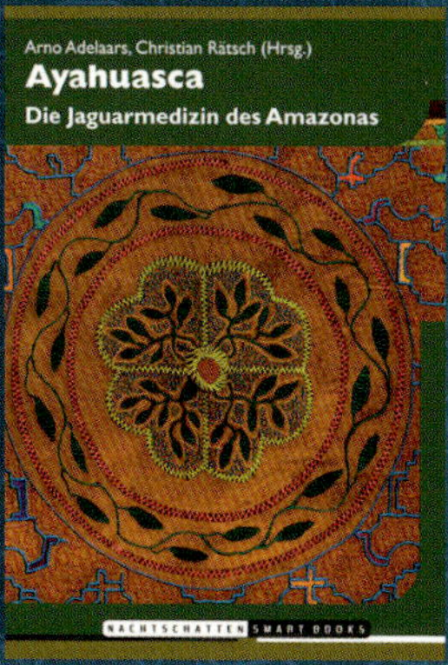

Arno Adelaars & Christian Rätsch

Ayahuasca

Die Jaguarmedizin des Amazonas

112 Seiten, Format A6, Broschur

ISBN 978-3-03788-396-9

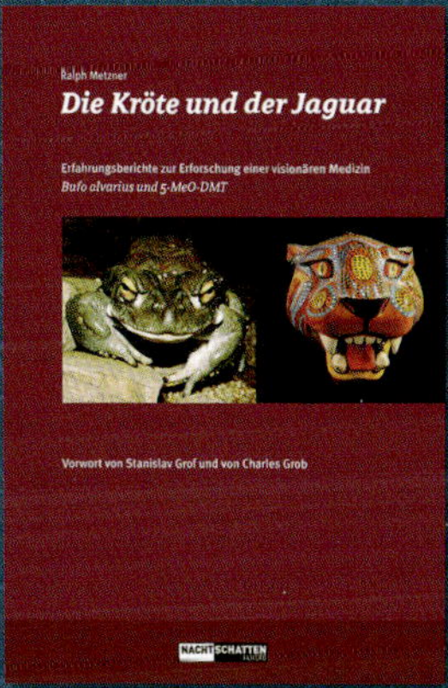

Ralph Metzner

Die Kröte und der Jaguar

Erfahrungsberichte zur Erforschung einer visionären Medizin – Bufo alvarius und 5-MeO-DMT

96 Seiten, 14,8 × 21 cm, Broschur

ISBN 978-3-03788-341-9

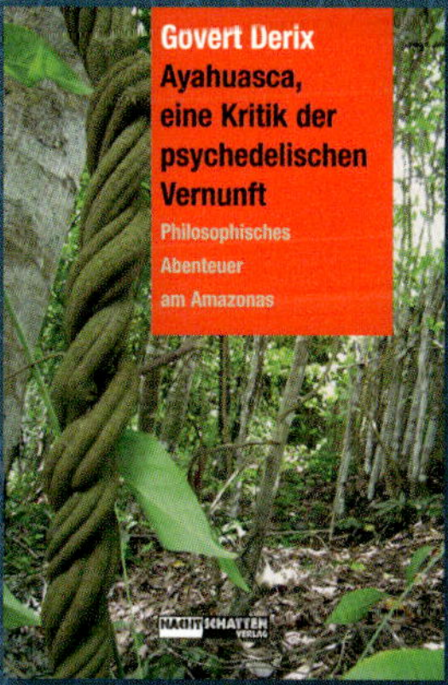

Govert Derix

Ayahuasca, eine Kritik der psychedelischen Vernunft

Philosophisches Abenteuer am Amazonas

230 Seiten, 15 x 23 cm, Broschur

ISBN 978-3-03788-127-9

Nachtschatten Verlag AG Kronengasse 11 CH-4500 Solothurn

info@nachtschatten.ch www.nachtschatten.ch